ÉTUDES

D'HYGIÈNE PUBLIQUE

PAR

LE D{\:r} AUGUSTE OLLIVIER

Professeur agrégé à la Faculté de médecine,
Médecin de l'Hôpital des Enfants-Malades et du Lycée Saint-Louis,
Membre du Conseil d'hygiène publique et de Salubrité du département de la Seine,
Chevalier de la Légion d'honneur.

PREMIÈRE SÉRIE

Fièvre typhoïde — Diphtérie
Rougeole — Scarlatine — Varicelle
Tuberculose — Oreillons

PARIS

G. STEINHEIL, ÉDITEUR

2, RUE CASIMIR-DELAVIGNE, 2

1886

ÉTUDES

D'HYGIÈNE PUBLIQUE

ÉTUDES

D'HYGIÈNE PUBLIQUE

PAR

Le Dr Auguste OLLIVIER

Professeur *agrégé* à la Faculté de médecine,
Médecin de l'Hôpital des Enfants-Malades et du Lycée Saint-Louis,
Membre du Conseil d'hygiène publique et de Salubrité du département de la Seine,
Chevalier de la Légion d'honneur.

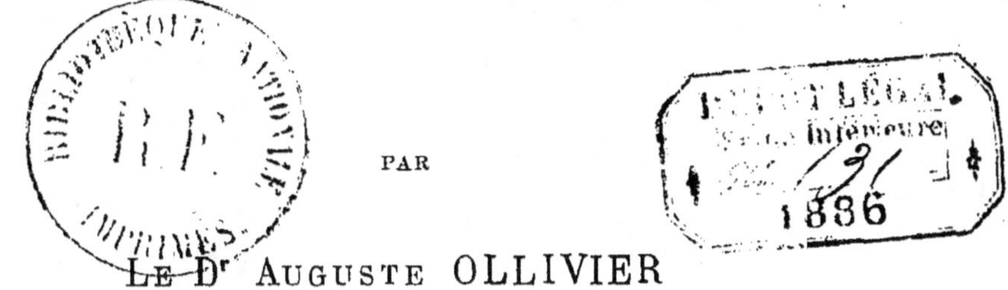

Fièvre typhoïde — Diphtérie
Rougeole — Scarlatine — Varicelle
Tuberculose — Oreillons

PARIS

G. STEINHEIL, ÉDITEUR

2, RUE CASIMIR-DELAVIGNE, 2

1886

PRÉFACE

Depuis une vingtaine d'années la méthode suivie dans l'étude des questions d'hygiène publique a subi une transformation radicale. Comme toutes les autres parties de la médecine, l'hygiène rationnelle de la cité ou de l'individu n'est plus qu'une application rigoureuse des sciences d'observation. Partir, ainsi qu'on le faisait naguère, d'un petit nombre de préceptes, établir à priori des règles générales de salubrité et agir en conséquence, c'était faire fausse route, et, bien souvent, les résultats se chargèrent de démentir les déductions d'une logique parfaite en apparence. On finit heureusement par comprendre qu'il n'était possible d'arriver au progrès qu'en suivant avec rigueur la méthode expérimentale, qu'en essayant, non pas de devancer les faits, mais de les réunir, de les grouper et d'en tirer tous les enseignements qu'ils sont susceptibles de fournir au point de vue pratique.

La notion de la contagion est probablement aussi ancienne que le monde. *Les cliniciens et les biologistes* de tous les temps se sont fatigués sur la plupart des *problèmes qui s'y rattachent* : Quelles sont les maladies réellement contagieuses ? Comment le sont-elles ? Quel est le *corpus delicti* qui, passant d'un organisme à l'autre, détermine partout les mêmes désordres, laisse partout les mêmes traces ? Il faut dire qu'en dehors de certains cas où l'évidence sautait aux yeux, on n'avait jamais trouvé que des solutions incertaines et provisoires. On voyait, dans l'exposé des faits et l'éclosion des doctrines, les arguments de sentiment se mêler aux arguments d'ordre métaphysique, et rarement à ceux d'observation. L'ingéniosité était au premier rang, l'exactitude au second. Il y a 45 ans, un médecin français, un clinicien de premier ordre, Clot-Bey, soutenait de bonne foi que la peste n'est pas contagieuse : il prétendait que les quarantaines étaient inutiles et réclamait la fermeture des lazarets. Le livre (1) qu'il a écrit sur ce sujet est un véritable chef-d'œuvre d'érudition et de dialectique; c'est un plaidoyer en faveur d'une mauvaise cause, un tour de force littéraire consacré à la défense d'un paradoxe. Quelle était la vraie raison de la doctrine de Clot? La philanthropie. Il savait combien de malheurs avait produit naguère, au milieu de populations ignorantes et impressionnables, la croyance aux doctrines contagionistes, et insensiblement, de la meilleure foi du monde, il en était arrivé par suite du besoin de rassurer ses contemporains, à faire tout graviter autour de cet aphorisme négatif : la peste n'est pas contagieuse.

Croire que de pareilles choses ne se reproduiront pas, que des raisons extra-scientifiques n'entreront plus en ligne de compte dans l'édification ou le renversement des doctrines, ce serait évidemment se faire illusion.

Il n'en est pas moins vrai que le sentiment perd du terrain, que chaque quart de siècle, en améliorant nos méthodes, en augmentant le nombre des faits acquis nous rapproche de cette impassibilité qui proscrit les découragements et les enthousiasmes et ne rêve

(1) Clot-Bey (A.-B.). La peste observée en Egypte ; Recherches et considérations sur cette maladie. Paris, in-8, 1840.

point de deviner la nature, mais la force à nous dévoiler ses secrets.

L'expérimentation a donné au mot contage un sens qu'il n'avait pas antérieurement. Pour tout le monde aujourd'hui, le contage est un organisme ayant ses milieux préférés et dont le développement se fait suivant certaines lois. Cette doctrine réprésente-t-elle, avec ses conséquences l'expression immuable et définitive de la vérité ? Il faudrait bien mal connaître l'histoire du progrès scientifique pour le soutenir. Comme bien des doctrines, elle renferme probablement une part de vérité et une part d'erreur. Faut-il ne songer qu'au second élément pour la considérer comme non avenue et la rejeter en bloc ? En aucune façon.

Les théories microbiennes, déjà soupçonnées dans l'antiquité (1), sont, quoi qu'on puisse dire, un critérium dont il n'est plus permis de se passer quand on étudie les maladies contagieuses. J'ajoute même qu'elles règlent la prophylaxie. Lorsque, dans une maladie comme la phtisie, on connaît l'agent direct de l'infection, il n'est pas toujours possible de le détruire, parce que chaque tentative faite dans ce but peut nuire au milieu au moins autant qu'au parasite ; par contre, il est rationnel de porter notre attention sur les mesures préventives, de chercher à lui interdire l'entrée de l'économie, par l'isolement et la désinfection.

(1) Le passage suivant de Varron le prouve assez clairement : « Advertendum etiam si qua erunt loca palustria, et propter easdem causas et quod arescunt, crescunt animalia quædam minuta quæ non possunt ocule consequi, et per aera intus in corpus per os ac nares preveniunt at qui efficiunt difficiles morbos ». (De re rustica. Lib. 1, cap. XII, p. 74, édit. Nisard).

Varron s'appuyait sur cette opinion populaire pour défendre de bâtir auprès des marais.

On peut en dire autant pour la plupart des maladies dont la contagion est admise par tout le monde, même quand on ne connaît pas la forme et le milieu primitif de leur microbe.

L'expérimentation nous a fourni les bases de l'hygiène publique ; c'est à l'observation de faire le reste, à elle de régler les mesures applicables dans les conditions sociales où nous vivons. En mettant en évidence les faits rigoureusement démontrés, nous pourrons compléter l'éducation hygiénique des populations, et attirer l'attention des pouvoirs publics qui, souvent, s'intéressent plus à la solution parlementaire d'une question de politique transcendante et abstraite qu'aux mesures capables de soustraire les individus aux influences nocives, de protéger leur santé et leur vie contre la négligence ou la routine.

J'ai donc pensé que la réunion, dans un même volume, d'un certain nombre d'études d'hygiène publique (1), études d'actualité à l'époque où elles furent faites, pourrait être de quelque utilité aux personnes que ces questions intéressent. Je les donne comme des essais, qui aideront peut-être à trouver la solution de questions hygiéniques importantes ; je serai trop heureux si elles peuvent y contribuer pour une part, quelque minime qu'elle soit.

(1) Ces études sont des communications faites, dans ces trois dernières années, soit à l'Académie de médecine, soit au Conseil d'hygiène publique et de salubrité du département de la Seine.

Auguste OLLIVIER.

Paris, 25 mars 1886.

ÉTUDES

D'HYGIÈNE PUBLIQUE

DE LA CONTAGION DE LA FIÈVRE TYPHOIDE

SPÉCIALEMENT DANS LES HOPITAUX (1)

J'ai l'honneur de communiquer à l'Académie deux faits de contagion directe de fièvre typhoïde que j'ai eu l'occasion d'observer l'année dernière à l'hôpital Saint-Louis. Une jeune fille entre dans mon service pour une dothiénentérie : 10 à 15 jours après, deux de ses voisines sont prises de la même affection, alors qu'il n'existait ni dans la salle, ni dans l'hôpital aucun cas de ce genre.

Je n'ai pas voulu publier ces faits au moment où sévissait à Paris une épidémie de fièvre typhoïde, pour ne pas ajouter encore à l'émotion causée par cette épidémie. Mais aujourd'hui, les circonstances n'étant plus les mêmes,

(1) Communication à l'Académie de médecine, séance du 10 juillet 1883.

j'ai pensé que leur relation pourrait peut-être offrir quelque intérêt et provoquer de nouvelles recherches sur ce sujet. Les voici résumées aussi succinctement que possible.

Une domestique âgée de 18 ans, Valentine X... est admise le 4 janvier 1882 à l'hôpital Saint-Louis, au n° 22 de la salle Saint-Thomas (aujourd'hui salle Biert).

Il y a 17 mois, elle a quitté la province pour venir se fixer à Paris. Elle habitait près de l'hôpital Saint-Louis, rue Alibert, dans une maison où personne, m'a-t-on assuré, n'était atteint de fièvre typhoïde et dans un quartier qui (en y comprenant l'hôpital) était alors indemne de cette affection. Du 20 au 25 décembre, cette jeune fille éprouve des malaises, de la lassitude, elle ne dort plus, se plaint de maux de tête et de vertiges ; le 26, elle est obligée de prendre le lit.

A son entrée, le 4 janvier, on constate tous les signes d'une fièvre typhoïde : peau chaude, langue saburrale, taches rosées sur l'abdomen, rate augmentée de volume, douleurs à la pression dans la fosse iliaque droite, sept ou huit garde-robes séreuses dans la journée.

L'affection évolue, bien caractérisée et sans particularité remarquable.

Le 22 janvier on croit à un commencement de convalescence, mais, le 27, il se produit une rechute avec fièvre, prostration ; le 30, réapparition de la diarrhée et, le 2 février, éruption de taches rosées lenticulaires. Cette rechute se poursuit sans accidents jusqu'au 18 du même mois, date à laquelle cessent les symptômes fébriles et commence la convalescence.

La première victime de la contagion est une jeune fille

de 17 ans, blanchisseuse, couchée au n° 21, dans un lit contigu à celui de la première malade. Elle avait été admise dans la salle le 10 janvier — 6 jours après l'entrée de sa voisine — pour une ulcération située au genou droit, laquelle, par ses caractères objectifs, paraissait être syphilitique, mais dont il n'était pas possible, à ce moment, de déterminer la nature devant le silence ou l'ignorance de la malade. Le diagnostic put néanmoins être porté ultérieurement à son insu. On apprit de sa mère qu'elle avait été contaminée vers l'âge de 3 ans et traitée à l'hôpital de Lourcine pour des plaques muqueuses.

Le 22 janvier, elle vomit l'huile de foie de morue qui entrait dans son traitement quotidien et, le soir même, elle est prise de fièvre ; mais il y avait déjà deux jours qu'elle se sentait courbaturée. — Il s'est donc écoulé, depuis son entrée jusqu'aux premières manifestations de la maladie, une période de 11 jours, pendant lesquels elle s'est trouvée au voisinage d'une dothiénentérie en pleine évolution.

Cette jeune fille nous a déclaré — et une enquête nous a montré l'exactitude de son assertion — qu'il n'existait aucun cas de maladie analogue dans la maison qu'elle habitait ni dans les maisons voisines ; de plus, elle nous a affirmé qu'elle n'avait été en rapport, avant son admission à l'hôpital, avec aucune personne atteinte de fièvre typhoïde. Nous pouvons donc admettre que la maladie a été contractée dans nos salles après une incubation de 9 à 10 jours.

La fièvre typhoïde était probable le 22 janvier en raison de la fièvre, de la céphalalgie et d'une épistaxis survenue dans la nuit, mais elle ne devint certaine que le 27, date à laquelle on constata la présence de taches rosées, de la diarrhée, une sensibilité anormale dans la fosse iliaque droite et enfin un gonflement bien appréciable de la rate.

Le 3 février, les symptômes commencent à s'amender et, le 10, la malade entre définitivement en convalescence.

Le 1er mars, elle était tout à fait guérie.

La contagion ne saurait non plus être douteuse chez une autre malade de la même salle, dont le lit, au n° 8, se trouvait à quelques mètres de celui qu'occupait Valentine X... et dans la rangée du côté opposé.

Cette femme, âgée de 23 ans, journalière, était entrée à l'hôpital dix mois auparavant pour des syphilides ulcéreuses de la face, du tronc et des membres, et récemment elle avait été affectée d'une bronchite et d'une pleurésie gauche, de nature tuberculeuse.

Du 4 au 19 janvier, on n'observe chez elle aucun phénomène particulier, étranger à la syphilis ; les ulcérations du tronc et des membres s'étaient même cicatrisées, et celles de la face avaient notablement diminué en étendue ; mais le 20, c'est-à-dire 16 jours après l'entrée de la première malade, et presque en même temps que la seconde, elle se plaint de céphalalgie, de courbature et même de défaillances. L'apathie habituelle de la malade donne d'abord le change ; en raison de l'intensité toute spéciale de la céphalalgie, je crus à une simple manifestation de la syphilis et je prescrivis l'iodure de potassium à doses plus élevées.

Ce ne fut que le 30 janvier que le véritable diagnostic fut porté : il existait en effet du météorisme, des taches rosées sur l'abdomen, de la diarrhée, de la douleur dans la fosse iliaque droite et une notable tuméfaction de la rate.

La marche de la maladie fut celle d'une dothiénentérie adynamique, qui se compliqua le 10 février d'une légère pleurésie du côté gauche, côté déjà affecté. L'application de deux vésicatoires fit disparaître l'épanchement, mais la convalescence ne commença guère qu'à la fin du mois et elle fut de longue durée.

Afin de prévenir le développement de nouveaux cas, je fis évacuer la salle.

La literie fut renouvelée, les murs furent lavés et les latrines désinfectées au moyen d'une solution de chlorure de zinc.

Avant de rechercher comment la contagion a pu se produire chez mes deux malades, je désire appeler un instant l'attention sur cette particularité que l'une et l'autre étaient affectées de syphilis. Il semblerait, d'après ces faits et d'autres du même genre dont j'ai été témoin, que la syphilis crée une sorte d'aptitude à recevoir, quel qu'il soit, le germe typhoïdique. En effet, lorsque la première malade fut admise dans la salle Saint-Thomas qui compte 42 lits, il y avait dans cette salle six cas de syphilis (syphilide ulcéreuse 2, et syphilides papuleuses ou papulo-squameuses 4), 8 cas de scrofule (adénopathie 2, ulcérations 2, lupus 4), et 23 cas d'affections diverses de la peau (eczéma, lichen, psoriasis, purpura et ecthyma) ; 1 cas de maladie du cœur, 1 cas d'ictère, 1 cas de pelvipéritonite, 1 cas de maladie de Bright et enfin 1 cas de phtisie pulmonaire. Sur ces 42 malades, une quinzaine n'étaient pas âgés de plus de 25 ans, 3 avaient dépassé la cinquantaine, le reste avait de 25 à 40 ans. Il est à noter aussi que plusieurs d'entre elles n'habitaient Paris que depuis dix à quinze mois. Or, ce fut précisément chez deux syphilitiques que se déclara la fièvre typhoïde.

Au reste, ce n'est pas la première fois que je vois la fièvre typhoïde apparaître chez des sujets syphilitiques. Parmi les cas qui se sont présentés à mon observation, il en est trois surtout dont j'ai gardé le souvenir. Dans les deux premiers, il s'agissait de jeunes gens (23 et 27 ans) affectés d'un chancre induré ; chez le troisième malade, âgé de 34 ans, la syphilis, datant de 3 ans, ne se manifestait que par des plaques muqueuses. Tous trois succombèrent. La dothiénentérie, comme on le voit, semblerait acquérir de la gravité lorsqu'elle survient dans le cours de la syphilis.

Les monographies les plus récentes consacrées à l'étude soit de la fièvre typhoïde, soit de la syphilis, sont absolument muettes sur ce point. Je fais toutefois une exception pour Liebermeister (1) qui parle d'un malade admis à l'hôpital de Bâle pour la syphilis, et qui, à la fin d'un traitement par le calomel, fut pris d'un typhus abdominal *grave*.

Je crois, à cette occasion, devoir rappeler également l'opinion que, au mois d'octobre de l'année dernière, M. Bucquoy exprimait devant la Société médicale des hôpitaux, au sujet des baraquements que l'administration de l'Assistance publique avait l'intention de construire à Lourcine. « Un foyer de fièvre typhoïde à Lourcine, disait-il, ce serait d'autant plus dangereux que les fièvres typhoïdes que je reçois de cet hôpital sont toujours d'une gravité exceptionnelle (2). »

(1) Article *Abdominaltyphus* du Ziemssen's *Handbuch der Speciellen Pathologie und Therapie*, 2e édit. 1876, vol. II, p. 48 et 49.
(2) *Union médicale*, 1882, t. II, p. 1054.

A quoi tient cette apparente prédisposition des individus atteints de syphilis à prendre la fièvre typhoïde ? Il est bien probable qu'elle est seulement la conséquence de l'état de faiblesse, d'asthénie que détermine si souvent la syphilis.

Mais là n'est point la partie essentielle de ma communication ; j'ai tenu surtout à montrer que la fièvre typhoïde peut, dans une salle d'hôpital se transmettre de malade à malade ; les faits que je viens de rapporter le démontrent, il me semble, d'une manière très nette. En effet, à l'époque où ils se passaient, il n'y avait pas d'épidémie de fièvre typhoïde à l'hôpital Saint-Louis ; depuis plusieurs mois aucun individu atteint de cette maladie n'avait été reçu dans mon service et même dans tout l'hôpital ; enfin, l'état sanitaire du quartier ne laissait absolument rien à désirer sous ce rapport. Il était donc impossible d'invoquer une cause locale, un foyer d'infection qui eût pu expliquer le développement de la maladie. Si la contagion est évidente ici, peut-on en dire autant de la voie par laquelle elle s'est produite ? En ce qui concerne la première jeune fille, la réponse est facile. Son lit était contigu à celui de la malade venue du dehors ; elle était donc exposée à tout instant aux émanations des selles et des linges souillés de sa voisine.

Il n'est pas aussi facile de se rendre compte du mode de contagion pour la deuxième malade, couchée dans la rangée opposée de la salle. Cependant, si l'on considère qu'en raison de la saison froide les fenêtres ne pouvaient être ouvertes aussi souvent qu'il eût été désirable pour renouveler l'air, il n'est pas irrationnel d'admettre que le principe, le germe contagieux ait pu s'étendre même à une distance de quelques mètres.

La transmission de la dothiénentérie dans les petites localités n'est plus aujourd'hui contestée par personne, depuis les travaux de Leuret (1), de Gendron (2), de Bretonneau (3), de Piedvache (4), etc. Il n'en est pas de même pour ce qui est des grandes agglomérations et notamment des hôpitaux.

Les faits de contagion à l'hôpital sont rares, exceptionnels même, a-t-on dit. Andral (5) les niait absolument. Chomel (6) n'en a observé que 4 cas en 19 ans et Louis (7), dans toute sa carrière, n'en a pu recueillir que 3. Enfin Murchison (8) rapporte qu'en 9 ans il n'a pas vu la fièvre typhoïde se développer une seule fois par contagion dans son service d'hôpital où l'on admettait en même temps

(1) LEURET. *Mémoire sur la dothiénentérite observée à Nancy au commencement de l'année* 1828 (*Arch. gén. méd.*, 1828. T. XVIII, p. 161).

(2) GENDRON (E.). *Dothiénentéries observées aux environs de Château-du-Loir* (*Arch. gén. de méd.*, 1829. T. XX, p. 185 et 361). — *Recherches sur les épidémies de fièvre typhoïde dans les petites localités* (*Journal des Conn. méd.-chir.*, 1834, I, p. 193, 225, 295, et t. II, p. 12, 129.

(3) BRETONNEAU. *Notice sur la contagion de la dothiénentérie* (*Arch. gén. de méd.*, 1829. T. XXI).

(4) PIEDVACHE (J.). *Recherches sur la contagion de la fièvre typhoïde* (*Mém. de l'Acad. nat. de méd.*, 1850. T XV, p. 239).

(5) ANDRAL (G.). *Clinique médicale*, 4e édit. 1839. T. I, p. 473 et 474.

(6) CHOMEL (A.-F.). *Leçons de clinique médicale (fièvre typhoïde)*, 1834, p. 322 et 323.

(7) LOUIS (P.-C.-A). *Recherches anatomiques, pathologiques et thérapeutiques sur la maladie connue sous le nom de fièvre typhoïde*. 2e édit. 1841, p. 374.

(8) MURCHISON (Charles). *La fièvre typhoïde*. Trad. par Lutaud, avec introduction et notes par Henri Gueneau de Mussy. Paris, 1878, p. 58.

Consulter aussi : BOUCHARD (Ch.). *Étiologie de la fièvre typhoïde*. Communication faite au Congrès médical international de Genève, brochure in-8. Paris, 1867.

les typhoïdiques et les gens atteints des affections les plus diverses. Aussi n'hésite-t-il pas à conclure que : « lorsque la dothiénentérie prend naissance dans un hôpital, c'est qu'il y a un défaut radical dans les dispositions sanitaires de l'établissement et que l'eau potable ou l'air sont contaminés par des matières excrémentitielles en décomposition ».

La contagion à l'hôpital n'est pas fréquente, cela est incontestable et la raison en est, ainsi que l'ont fait justement remarquer mon vénéré maître Grisolle (1) et MM. Hardy et Béhier (2), que beaucoup de personnes ont déjà payé leur tribut à la maladie à une époque antérieure. Néanmoins, si on regarde de près les faits, on reconnaît qu'elle n'est pas aussi rare qu'on le croit généralement. Ainsi, pour ma part, c'est la cinquième fois qu'en dehors de toute épidémie, je vois, dans une salle d'hôpital, un individu, étant seul atteint de fièvre typhoïde communiquer cette affection à l'un de ses voisins. Il y a quelques mois, M. le professeur Brouardel signalait au Conseil d'hygiène publique et de salubrité deux faits de ce genre qui s'étaient passés dans son service.

Il est généralement admis que les médecins, les élèves en médecine, les infirmiers et infirmières ne sont presque jamais atteints par la contagion. C'est là une opinion qui est loin d'être exacte. Si l'on dressait la liste de tous ceux qui, en donnant des soins à des typhoïdiques, sont devenus malades à leur tour, cette liste serait assez longue.

(1) GRISOLLE (A.). *Traité de pathologie interne*, 9ᵉ édit., 1865, p. 50.
(2) BÉHIER (J.) et HARDY (A.). *Traité élémentaire de pathologie interne*, t. IV, 1880, p. 128.

J'ai en souvenir deux de mes collègues d'internat et une dizaine d'étudiants qui ont ainsi trouvé la mort.

Je ne puis donner ici tous les cas mentionnés par les auteurs. Je me bornerai à en rappeler quelques-uns. Il en existe plusieurs dans les intéressants rapports de M. Ernest Besnier sur les maladies régnantes, spécialement dans celui qui est relatif à l'épidémie de 1876. Liebermeister, dans l'article que j'ai déjà cité, raconte que le professeur Zimmermann a observé à l'hôpital de Bâle, pendant l'épidémie de 1872-1873, 6 ou 8 cas de typhus abdominal chez des étudiants, des infirmiers et des infirmières. M. Henri Gueneau de Mussy, dans son étude magistrale sur la théorie du germe contage nous apprend que sir William « a vu deux fois, avant l'invention du thermomètre à maxima, les élèves contracter la fièvre typhoïde des malades, dont ils prenaient simplement les températures plusieurs fois par jour et la tête presque sous les couvertures » (p. XL). Dans l'épidémie dernière, d'après M. Quinquaud (1), la fièvre typhoïde avait, à la fin du mois de novembre, déjà frappé dans les salles de nos hôpitaux 8 malades, 11 infirmiers ou infirmières, 4 religieuses et 1 élève en médecine. Enfin, en serrant la question de près, ne pouvons-nous pas admettre que quelques cas de fièvre typhoïde peuvent se développer chez de jeunes sujets à la suite de visites faites par eux à des camarades atteints de cette maladie. Le fait a été souvent observé et considéré comme une simple coïncidence ; peut-être mériterait-il une autre explication.

Il ressort de ces faits que la fièvre typhoïde à l'hôpital

(1) QUINQUAUD. *Revue scientifique*, 1882. T. II, p. 685.

de même qu'en ville, est contagieuse. Elle ne l'est assurément pas autant que le typhus, la variole, la rougeole, la scarlatine ou la diphtérie, mais elle l'est suffisamment pour appeler l'attention et provoquer la prescription de certaines mesures hygiéniques. Sans demander pour les typhoïdiques des salles d'isolement, comme pour les personnes affectées des maladies que je viens de citer, j'estime que dans les hôpitaux, indépendamment des soins de propreté, de la désinfection des linges, des bassins et des cabinets d'aisance, il conviendrait :

1° D'éloigner des malades atteints de fièvre typhoïde les personnes jeunes et non encore acclimatées ;

2° De prévenir le public du danger qu'il peut y avoir pour ces personnes à rendre des visites, surtout si elles sont répétées, aux typhoïdiques.

Pour ce qui concerne les élèves en médecine et le personnel hospitalier, la possibilité d'une contagion peut leur faire prendre certaines précautions, rien de mieux ; mais nous savons bien que cela ne nuira en rien à leur assiduité auprès des malades, au zèle et au dévouement dont ils nous donnent chaque jour la preuve.

DE L'INFLUENCE DE LA DIPHTÉRIE

SUR LA GROSSESSE (1)

Malgré les nombreux travaux dont la diphtérie a été l'objet, il est un point de son histoire sur lequel je n'ai trouvé, dans les auteurs, aucun renseignement précis : je veux parler de l'influence que cette redoutable maladie peut exercer sur le produit de la conception. Seul, Duchenne (de Boulogne), dans son traité de l'Electrisation localisée (2), signale, incidemment et sans y attacher d'importance, un cas d'avortement survenu dans le cours d'une paralysie diphtéritique, consécutive à une angine de même nature, et alors que toute fausse membrane avait disparu.

La malade était une femme de 21 ans, enceinte de trois mois, et qui, à la suite d'un refroidissement, fut prise d'une angine couenneuse. Le 16e jour à partir du début de la maladie, survint une paralysie du pharynx et du voile du palais rendant la déglutition difficile. La malade commençait à recouvrer ses forces, lorsque, le 27e jour, de fortes douleurs utérines annoncèrent un avortement prochain. Bien que le travail de l'accouchement eût été régulier et n'eût pas provoqué d'hémorrhagie, il fut suivi

(1) Communication à l'Académie de médecine, séance du 18 septembre 1883.

(2) Duchenne (de Boulogne). — *De l'Electrisation localisée*, 3ᵉ édition, 1872, p. 131.

de troubles graves de la circulation et de la respiration, que Duchenne chercha à combattre pendant plusieurs jours au moyen de la faradisation cutanée, et qui finirent par emporter la malade.

J'ai eu, cette année, l'occasion d'observer dans mon service à l'hôpital Saint-Louis un cas d'avortement chez une femme enceinte d'environ quatre mois, atteinte d'une angine diphtéritique. Cette observation, à mon avis, met hors de doute l'influence nocive que peut avoir la diphtérie sur la grossesse.

Observation. — *Angine diphtéritique. Extension des pseudo-membranes aux fosses nasales, au larynx, à la trachée et aux bronches. Avortement. Paralysie du voile du palais. Asphyxie imminente. Trachéotomie. Mort. Autopsie.* (Observation recueillie par M. G. Caron, interne du service.) — La nommée B..., âgée de 23 ans, domestique, entre, le 14 juillet 1883, à l'hôpital Saint-Louis, salle Biett, n° 34.

Voici les renseignements que cette femme donne à son entrée : l'affection a débuté le 10 juin par un léger mal de gorge ; la déglutition était un peu douloureuse ; le mal s'est aggravé progressivement, mais sans fièvre.

Le 13. La malade consulte un pharmacien qui aurait reconnu l'existence de « peaux » au fond de la gorge et administré un vomitif.

Le 14. Etat à son entrée : des fausses membranes d'un blanc jaunâtre recouvrent la paroi postérieure du pharynx et les piliers postérieurs du voile du palais ; elles sont épaisses et très adhérentes. Rien sur les amygdales ni sur la luette ; salivation abondante ; engorgement sous-maxillaire localisé au côté gauche et constitué par trois ou quatre ganglions tuméfiés.

Les narines présentent du jetage. A l'auscultation de la poitrine, on n'entend pas de bruits anormaux ; la respiration est facile.

L'examen des urines ne révèle aucune trace d'albumine.

Depuis le début de son affection, notre malade n'a pris chaque jour qu'un peu de lait ; elle ne pouvait s'alimenter à cause de la douleur occasionnée par la déglutition. A cette douleur s'est joint, depuis deux jours, un dégoût absolu pour les aliments.

Le 15. Les fausses membranes se sont étendues ; elles forment deux bandes qui se dirigent en haut, suivant le bord libre du voile du palais, et se terminent à la base de la luette sans recouvrir cette dernière. Sur la paroi du pharynx, elles descendent si bas qu'il n'est plus possible de distinguer leur limite.

Le nez est œdématié et très augmenté de volume ; il est obstrué par des fausses membranes. Jetage très abondant. La respiration est un peu gênée. L'inspiration est lente et pénible ; râles humides disséminés dans la poitrine. Depuis la nuit dernière, céphalalgie frontale très intense, sueurs profuses, refus absolu de toute nourriture.

Traitement : Ipéca stibié, puis irrigations pharyngées toutes les deux heures avec une solution de salicylate de soude au 3/1000, application de jus de citron, potion avec extrait de quinquina, 5 grammes. Plus tard, pulvérisations phéniquées deux fois par jour (appareil Lucas-Championnière, solution au vingtième).

Le 16. Même état local. L'état général s'aggrave : grande faiblesse, pâleur de la face, cyanose des lèvres et des extrémités. La malade se plaint d'avoir froid et demande des couvertures.

La respiration est plus fréquente qu'hier; à l'auscultation, on constate que les râles sont devenus beaucoup plus nombreux aux bases des poumons. La voix est affaiblie. Temp. axillaire, 38°,4.

Le 17. Dans la nuit, la malade a eu une perte. D'après son dire, elle était à l'époque de ses règles, qui seraient venues régulièrement le mois dernier. Elle eut la force de se lever pour aller au cabinet, où elle rendit un certain nombre de caillots dont quelques-uns étaient volumineux. Malheureusement, ces caillots ont été jetés avant notre arrivée à l'hôpital.

Le jour de son admission, on avait constaté l'existence d'une tumeur arrondie remontant à environ un ou deux travers de doigt au-dessus du pubis. La malade questionnée au point de vue d'une grossesse, avait répondu par des dénégations absolues. Ce matin, la tumeur n'existe plus et on sent, au niveau du pubis, une petite masse globuleuse, dure, qui présente tous les caractères de l'utérus après l'accouchement.

Les fosses nasales sont complètement obstruées par les fausses membranes qui se laissent détacher facilement, sous forme de tubes complets. Temp. ax., 38°,4 le matin ; 38°,6 le soir.

Le 20. La malade a rejeté une fausse membrane formant un tube complet d'une longueur de 5 centimètres environ et permettant l'introduction de l'index. La respiration est plus aisée; même état de la gorge; un peu de paralysie du voile du palais; voix nasonnée et presque éteinte; retour des aliments par le nez. La malade demande à manger. T. ax. 39°,2 le matin; 39°,2 le soir. Hier, temp. 37°,8 le matin ; 36° le soir.

Le 22. Etat général très grave. Aphonie; toux aboyante; oppression extrême. A l'auscultation, on perçoit à l'expiration un véritable bruit] de drapeau; en divers points, le murmure vésiculaire a complètement disparu. Temp. le 21 au matin, 40°; le soir, 38°. Le 22, 39,°4 le matin. L'administration d'une nouvelle dose d'ipéca stibié n'amène aucun vomissement, mais seulement plusieurs selles diarrhéiques.

A midi, premier accès de suffocation, asphyxie ; mais la trachéotomie est différée, parce que, après cet accès, la respiration redevient un peu plus calme.

Dans l'après-midi, l'asphyxie augmente; tirage abdominal et sus-sternal.

A 4 heures, second accès de suffocation.

A 4 heures 1/2 du soir, trachéotomie qui amène un peu de soulagement.

Le 23. 5 heures du matin, mort par collapsus, sans autres phénomènes.

Autopsie. — Le larynx, la trachée et les bronches sont recouverts de fausses membranes d'un blanc rougeâtre Au niveau du larynx, elles sont ramollies, putrilagineuses et se détachent sous forme de magma. Dans les bronches, elles forment encore des tubes membraneux blanchâtres, parfaitement cylindriques.

Les deux lobes inférieurs des poumons sont compacts et assez consistants. A la coupe, il s'écoule une grande quantité de liquide spumeux, sanguinolent; le tissu pulmonaire crépite peu; il surnage néanmoins dans l'eau.

Le cœur est petit, ses orifices sont sains. Dans le cœur

droit, caillots blanchâtres formant de véritables membranes qui tapissent tout le ventricule. Le foie, la rate et les reins sont congestionnés. L'utérus est volumineux (hauteur, 12 centimètres ; largeur à la base, 10 centimètres). Il est dur, ses parois sont épaisses et, sur sa surface interne, on voit des débris de placenta encore adhérents.

Dans l'observation que je viens de vous communiquer, il s'agissait évidemment d'une angine diphtéritique grave, à forme rapidement extensive : les fosses nasales, le larynx, la trachée et les bronches furent successivement envahis. La maladie était grave non seulement par sa nature même, mais aussi par le fait de la grossesse et de l'état puerpéral consécutif à l'avortement. Il en est, suivant toute vraisemblance, de la diphtérie comme de la fièvre typhoïde, du choléra, des fièvres éruptives, surtout de la variole, qui, lorsqu'elles se développent chez une femme enceinte, acquièrent une gravité exceptionnelle et entraînent, dans un grand nombre de cas, l'explusion de l'embryon ou du fœtus et consécutivement la mort des malades.

Comment, dans le cas actuel, s'est produit l'avortement ? Quel en a été le mécanisme ?

Tout d'abord on ne saurait l'expliquer par l'intensité de la fièvre. L'influence de l'état fébrile sur la marche de la grossesse n'est pas douteuse ; elle a été démontrée cliniquement et expérimentalement par Kaminsky (1).

---

(1) Citation empruntée au mémoire de Runge. Die acuten Infectionskrankheiten in aetiologischer Beziehung zur Schwangerschaftsunterbrechung (Sammlung klinischer Vorträge von Richard Volkmann, Leipzig n° 174 et Gynækologie, n° 51). L'auteur de ce mémoire cherche à montrer que dans les maladies infectieuses (il ne parle pas de la diphtérie)

D'après cet observateur, l'élévation extrême et prolongée de la température est une des causes fréquentes de la mort du produit de la conception dans les maladies infectieuses. Une température de 42°, 42°,5 dans l'espèce humaine, de 41°,5 chez les lapines, est absolument mortelle pour le fœtus ; et chez la femme, le danger de mort pour l'enfant commence à partir de 40° et augmente proportionnellement avec la température.

Mais notre malade n'a jamais eu de fièvre intense ; car, le jour même de l'avortement, le thermomètre placé dans l'aisselle et laissé plus d'un quart d'heure ne marquait que 38°,4. On ne peut donc admettre ici que l'avortement soit dû à l'hyperthermie.

développées chez les femmes enceintes, ce qui met en danger la vie du fœtus et arrête la marche de la grossesse, ce n'est pas le passage de l'agent spécifique à travers le placenta ; suivant lui, ce seraient les modifications des organes et des fonctions de la mère, provoquées par l'infection (élévation de la température, troubles de la respiration, etc.). Cette opinion qui peut être vraie dans un certain nombre de cas, ne saurait être admise pour tous, par exemple pour la variole. On sait, en effet, qu'il existe dans les annales de la science un certain nombre d'observations de fœtus venus au monde couverts de pustules varioliques. Comment auraient-ils été contaminés, si ce n'est par leur mère, atteinte elle-même de variole? (Voir CHAGNEAU. *De l'influence de la variole sur la grossesse, de la variole congénitale.* Th. de doctorat, Paris, 1847. — (J. Y.) SIMPSON. *Intra utérine small-pox.* (*Edinburgh Monthly. Journal of med. sc.*, avril 1849, p. 695). CHARCOT. *Variole du fœtus*, etc., in *Comptes rendus des séances de la soc. de Biologie*, 1851, T. III, p. 39, et 1853, T. V, p. 38. DEPAUL. *Sur un fœtus présentant des cicatrices de pustules varioliques, ibid.*, 1853, T. I, p. 91. — BLOT. (Hipp.) *Variole chez un fœtus*, etc., *ibid.*, 1854, 2° série, T. V, p. 96. — LUCQUE, OSBORNE, JACQUEMIER et DECHAMBRE. *Observations de variole de la mère et du fœtus. Gaz. heb.*, 1855, T. II, p. 484. — HUC. *De la variole congénitale.* Thèse de doctorat. Paris, 1862. — HERVIEUX. *De la variole dans l'état puerpéral. Gaz. des hôp.*, 1864, p. 330 et 241, etc.).

On peut, au contraire, et avec juste raison, il me semble, invoquer l'état du sang maternel, soit parce qu'il
était insuffisamment oxygéné et saturé d'acide carbonique,
soit parce que le germe infectieux l'avait altéré. En d'autres termes, l'avortement serait dû à l'asphyxie dans la
première hypothèse, à une véritable intoxication dans la
seconde. Le produit de la conception une fois mort, n'é-
tant plus qu'un corps étranger pour l'utérus, celui-ci n'a
pas tardé à l'expulser.

Il convient de rechercher maintenant laquelle des deux
causes a eu le plus d'influence sur l'avortement.

L'avortement a eu lieu dans la nuit du 6ᵐᵉ au 7ᵐᵉ jour
après le début de la maladie. Or, le 4ᵐᵉ jour, la respiration était facile, le 5ᵐᵉ elle devenait un peu gênée et le
6ᵐᵉ la cyanose apparaissait aux lèvres et aux extrémités.
La gêne respiratoire ne datait donc pas de longtemps
lorsque l'avortement s'est produit et elle n'a pas même
empêché la malade de se lever et de marcher. En somme
et en admettant que l'asphyxie ait joué un certain rôle,
ce rôle n'a pas été prédominant et je pense que dans ce
cas il vaut mieux reconnaître comme cause l'empoisonnement diphtéritique, que cet empoisonnement ait été primitif ou consécutif à l'affection locale.

La nature de l'agent spécifique et infectieux de la diphtérie est encore inconnu. Cet agent est-il parasitaire ou
non ? Il est difficile aujourd'hui de se prononcer d'une
manière définitive, mais on doit reconnaître que les par-
tisans de la première opinion deviennent de plus en plus
nombreux.

Ce que l'on sait positivement, c'est que, dans la diphtérie infectieuse, le sang a subi de notables altérations :

il présente une coloration brune, il tache les doigts comme la sépia, et les caillots auxquels il donne naissance ressemblent à du raisiné trop cuit (1). Dans certains cas, au contraire, il reste très fluide (2).

On sait encore, d'après les expériences de M. Regnard (3), que sa capacité respiratoire diminue considérablement. Ce physiologiste l'a vue descendre rapidement à 11 c. c. % d'oxygène, l'état normal étant de 27 à 30 c. c. de ce gaz par 100 c. c. de sang. Par conséquent, les deux tiers environ des globules rouges étaient devenus impropres à l'hématose (4).

D'un autre côté, depuis plus de 15 ans, il est établi, d'après les recherches de Hueter et Tomasi (5), de Letzerich (6), d'Œrtel (7), etc., que les fausses membranes diphtéritiques, le sang, la lymphe et même les reins ren-

---

(1) MILLARD. *De la trachéotomie dans le croup.* Th. de Paris, 1859.

(2) PETER. *Quelques recherches sur* la *diphtérie et le croup,* faites à l'occasion d'une épidémie observée à l'hôpital des Enfants en 1859. Thèse de Paris, 1859.

(3) REGNARD (P.). *Recherches expérimentales sur les variations pathologiques des combustions respiratoires,* 1879, p. 108.

(4) On peut rapprocher des recherches précédentes les résultats auxquels est arrivé, en 1870, M. le professeur Brouardel, en ce qui concerne la variole. Il a constaté que la capacité respiratoire diminue beaucoup dans le cours de cette maladie. Dans un cas de variole cohérente elle était tombée à 8 c. c. (BROUARDEL. *Analyse des gaz du sang dans la variole,* in *Bulletins et Mémoires de la Société médicale des Hôpitaux de Paris.* 1870, 3ᵉ série, T. VII, p. 274.

(5) HUETER et TOMASI. *Centralblatt.* 1868, n° 34.

(6) LETZERICH. *Virchow's Arch.* 1868.

(7) ŒRTEL. *Studien über Diphtherie.* (*Ærtzlich. Int.* 1868, n° 31). La question de l'origine de la diphtérie est magistralement traitée par M. le professeur Jaccoud dans son *Traité de pathologie interne.* Paris, 7ᵉ édition, p. 694 et suivantes.

ferment des organismes végétaux, considérés pour les uns comme l'agent infectieux lui-même ou comme ses véhicules, tandis que d'autres n'y voient que des éléments accidentels (1).

Jusqu'à ces derniers temps, les expériences négatives de Brauell (2), de Davaine (3), de Bollinger (4), sur le sang d'embryons provenant de femelles d'espèces animales différentes, semblaient avoir démontré que dans le charbon, véritable type des maladies infectieuses à microbes, la bactéridie, de même que toute substance insoluble, ne peut passer de la mère à l'embryon. Mais aujourd'hui cotte opinion est reconnue fausse. MM. Straus et Chamberland (5), grâce à des procédés plus délicats et plus précis, ont établi expérimentalement que la bactéridie du charbon peut traverser les villosités placentaires et infecter le fœtus.

Peut-il en être de même pour la diphtérie ? Le sang du fœtus peut-il être infecté par les bactéries du sang ma-

(1) **M**. le professeur Bouchard a constaté, de son côté, non seulement dans la diphtérie, mais encore dans 14 autres maladies infectieuses, que le sang, les reins et même l'urine renfermaient des bactéries bacillaires. S'appuyant sur ce fait si intéressant, il donne, comme cause de l'albuminurie qu'on observe souvent dans le cours de ces maladies, la présence des bactéries qui déterminerait une véritable néphrite (Ch. **BOUCHARD**. *Des néphrites infectieuses*, in *Revue de médecine*, 1881, T. I, p. 671).

(2) **BRAUELL**. *Weitere Mittheilungen über Milzbrand und Milzbrandblut* (Virchow's Arch. 1858 T. XIV, p. 459).

(3) **DAVAINE**. *Bulletin de l'Acad. de Méd.*, 9 décembre 1867.

(4) **BOLLINGER** (O.). *Ueber die Bedeutung der Milzbrand-Bacterien* (Deutsche Zeitschrift für Thiermedicin und vergleichende Pathologie, T. II, 1876, p. 341).

(5) **STRAUS** et **CHAMBERLAND**. *Passage de la bactéridie charbonneuse de la mère au fœtus* (Comptes rendus des séances de la Société de biologie, 1883, p. 804).

ternel. C'est ce qu'il serait curieux de rechercher dans les cas semblables à celui que je viens de rapporter.

En résumé, la diphtérie peut, chez la femme enceinte, être la cause de l'avortement et acquérir par cela même une plus redoutable gravité.

L'avortement serait dû, dans un bon nombre de ces cas, non point à l'asphyxie ni à l'élévation de la température du sang, mais à une altération de ce liquide, altération qui, si elle est encore mal définie, est néanmoins incontestable.

La possibilité d'un avortement avec ses dangers impose à l'avenir des mesures de précaution et d'isolement, lorsque des femmes enceintes se trouvent dans une même salle que des malades atteintes de diphtérie ; c'est tout particulièrement sur ce point que je désire, en terminant, appeler l'attention de l'Académie.

DE LA PROPAGATION DE LA DIPHTÉRIE A PARIS

ET DES MESURES QU'IL CONVIENDRAIT DE PRENDRE
POUR L'ENRAYER (1)

Dans une de nos dernières séances, — séance du 29 février, — j'ai appelé l'attention du Conseil sur l'extension toujours croissante de la diphtérie à Paris (2) et sur la nécessité de prendre des mesures contre elle. Permettez-moi de venir aujourd'hui vous donner la preuve de ce que j'ai avancé.

Tout d'abord, je ferai remarquer que les médecins qui exercent depuis longtemps à Paris ont été frappés de l'augmentation du nombre des cas de diphtérie ; la plupart de ceux que j'ai interrogés sont unanimes sur ce point. Aujourd'hui, on voit l'affection se déclarer à des époques de l'année où, antérieurement, elle n'existait presque

(1) Ce rapport adressé à M. le Préfet de police, président du Conseil d'hygiène publique et de salubrité du département de la Seine a été lu dans la séance du 18 avril 1884.

(2) Je crois devoir rappeler que mon collègue et ami M. le Dr Ernest Besnier signalait déjà, il y a plusieurs années, l'augmentation progressive de la diphtérie à Paris. (Comptes rendus de la commission des maladies régnantes faits à la Société médicale des hôpitaux, passim.) De son côté, M. le Dr Jules Worms insistait en 1878, au Congrès international d'hygiène, sur l'extension de cette maladie dans les principales villes d'Europe.

jamais ; des quartiers, restés longtemps à peu près indemnes, sont intéressés pour ainsi dire d'une façon périodique.

Afin de mieux mettre en relief cette augmentation constante de la diphtérie, je donne le tableau suivant, que je dois à l'extrême obligeance de M. le Dr Jacques Bertillon, chef des travaux de la statistique municipale de la ville de Paris.

Décès par croup, diphtérie, survenus à Paris.

ANNÉES	NOMBRE absolu des décès	POPULATION calculée soit d'après les census, soit d'après les vivres consommés.	OBSERVATIONS sur la précédente colonne	Sur 100.000 habitants combien de décès par diphtérie
1865..	971			53.2
1866..	815	1.825.274	(Census.)	44.6
1867..	704	1.918.682	(Population calculée.) (Exposition univers.)	36.4
1868..	782	1.934.629	— —	40.8
1869..	811	1.981.570	— —	40.9
1870..			On n'a pas de renseignements complets sur les deux années.	
1871..				
1882..	1.149	1.851.792	(Census.)	62
1873..	1.174	1.836.629	(Population calculée.)	63.9
1874..	1.008	1.911.089	— —	52.7
1875..	1.328	1.994.487	— —	66.6
1876..	1.572	1.988.806	(Census.)	79.1
1877..	2.393	1.973.304	(Population calculée.)	121.3
1878..	1.995	2.148.297	— — (Exposition univers.)	93
1879..	1.783	2.112.626	— —	84.4
1880..	2.158	2.183.080	— —	98.7
1881..	2.326	2.239.928	(Census.)	103.8
1882..	2.390	2.246.330	(Population calculée.)	106.4
1883..	1.951			87.6

Il ressort de ce tableau qu'en 1865, sur 100,000 habitants, on compte 53 décès par diphtérie, tandis qu'en 1883 il y en a 87. Et encore cette dernière année n'a pas été la plus meurtrière, puisqu'en 1877, 1881 et 1882, la mortalité s'est élevée à 121, 103, 106.

Cette progression est surtout marquée depuis 1875. De 1875 à 1883, la mortalité a été presque double de celle des dix années précédentes.

La statistique des deux hôpitaux d'enfants (hôpital Trousseau et Enfants-Malades) met également en évidence cette progression de la diphtérie, mais sa valeur est moindre, parce qu'il n'a été possible de l'établir d'une façon rigoureuse que depuis 1877.

Voici un tableau que j'ai dressé d'après les documents. que MM. les Directeurs de ces deux établissements ont bien voulu mettre à ma disposition.

Statistique de la diphtérie dans les hôpitaux (hôpital Trousseau et Enfants-Malades).

ANNÉES	NOMBRE total des entrées	NOMBRE total des décès	NOMBRE des entrées pour diphtérie	NOMBRE des décès par diphtérie	SUR 100 entrées combien pour diphtérie	SUR 100 décès combien par diphtérie	SUR 100 diphtéries combien de décès
1877.......	7.069	1.656	993	624	14	37.6	60
1878.......	6.788	1.501	951	612	14	40.7	64.3
1879.......	7.087	1.563	1.042	669	14.7	42.7	64.2
1880.......	7.897	1.759	1.182	790	15	44.9	66.8
1881.......	7.878	1.767	1.337	888	16.9	50	66.4
1882.......	8.075	1.676	1.375	852	17	50	62
1883.......	8.070	1.675	1.341	810	16.6	48.3	60
				moyenne:	15.5	45.2	63.8
1er janvier au 20 mars 1885	1.681	388	318	188	18.9	48.4	59
1er janvier au 20 mars 1884	2.0 26	493	477	275	23.5	76	78.2

Ce tableau, bien que ne portant que sur un petit nombre d'années, fait cependant ressortir plusieurs points importants.

1° En 1877, sur 100 enfants entrant à l'hôpital, il y en avait 14 seulement atteints de diphtérie. Actuellement, la proportion est de 16 à 17.

2° En 1877, sur 100 décès, il y en avait 37 par diphtérie. Depuis 1881, on en compte 50 environ.

3° Sur 100 cas de diphtérie soignés à l'hôpital, la proportion de décès est restée sensiblement la même depuis 1877. Elle est en moyenne de 63,8 0/0. En présence de ce faible résultat curatif, on pourrait être porté à incriminer le peu d'efficacité des pavillons d'isolement et de tous les agents antiseptiques mis en usage. Mais je me hâte de faire remarquer que ce triste résultat n'est qu'apparent. En effet, le tableau précédent comprend les deux hôpitaux réunis et les pavillons existent depuis 1879 à Trousseau, et seulement depuis 1882 aux Enfants-Malades. Si l'on compare, comme il convient de le faire, la statistique isolée de chacun de ces hôpitaux, avant et après l'établissement du pavillon d'isolement, on trouve des chiffres plus consolants.

A l'hôpital Trousseau, la mortalité était, en 1876, de 88,9 0/0, en 1877, de 81,5 0/0, en 1878, de 79,7. En 1879, année de l'ouverture du pavillon, elle tombe à 70,6 0/0, pour décroître encore rapidement les années suivantes et rester au chiffre de 62,7 0/0.

Il en est de même à l'hôpital des Enfants-Malades. En 1880, la mortalité est de 72,07 0/0. En 1882, on ouvre le pavillon, et la mortalité tombe à 60,07 ; en 1883, elle a été de 57,1.

4° Il y a enfin un quatrième point que je tiens à faire ressortir, et qui montre également les progrès incessants de la diphtérie. Pendant les trois premiers mois de cette année, le nombre des cas soignés à l'hôpital a été considérable. Il est vrai que ce sont toujours des mois très

Statistique de la diphtérie à l'hôpital Trousseau.

ANNÉES	NOMBRE total des entrées	NOMBRE total des décès	NOMBRE des entrées pour diphtérie	NOMBRE des décès par diphtérie	SUR 100 entrées combien pour diphtérie	SUR 100 décès combien par diphtérie	SUR 100 diphtéries combien de décès
1876.......	2.862	624	254	226	8.5	36.2	88.9
1877.......	2.824	737	297	242	10.5	32.9	81.5
1878.......	2.778	614	241	192	8.6	31.2	79.7
1879 (1).	3 119	691	463	327	14.2	47.3	70.6
1880.......	3.487	795	609	377	17.7	47.4	61.9
1881.......	3.504	758	656	403	15.9	53.1	61.4
1882.......	3.504	742	581	375	16.5	50.5	64.5
1883.......	3.319	699	603	378	18.1	54.1	62.7
				moyenne:	13.75	44.087	71.4
1er janvier au 20 mars 1885.	661	166	154	95	23.3	57.2	61.6
1er janvier au 20 mars 1884.	774	197	212	114	28.6	57.8	53.7

(1) Ouverture du pavillon.

chargés, mais il est aisé de voir qu'ils l'ont été plus que les années précédentes. Si l'on compare les chiffres de ces mois à ceux de 1883, on constate une augmentation notable, surtout au point de vue des décès. Tandis qu'en 1883 il y a 318 cas de diphtérie et 188 décès, en 1884 nous trouvons 477 diphtéries ayant donné 275 décès, c'est-à-dire une proportion de 70 0/0.

Avant de rechercher les causes de la progression croissante de la diphtérie, dont les statistiques que je viens de
donner montrent si nettement la réalité, il convient, ce
me semble, de se demander si cette progression tient à
la maladie elle-même, à une modification des constitu-

Statistique de la diphtérie à l'hôpital des Enfants-Malades.

ANNÉES	NOMBRE total des entrées	NOMBRE total des décès	NOMBRE des entrées pour diphtérie	NOMBRE de décès par diphtérie	SUR 100 entrées combien pour diphtérie	SUR 100 décès combien par diphtérie	SUR 100 diphtéries combien de décès
1877......	4.245	919	696	382	16.3	41.5	56.3
1878......	4.010	887	710	420	17.7	47.3	59.1
1879......	3.968	872	579	342	14.9	38.4	59.04
1880......	4.410	964	573	413	12.9	41.8	72.07
1881......	4.374	1.009	681	485	15.5	48.06	71.1
1882 (1).	4.571	934	794	477	17.3	50	60.07
1883......	4.751	976	738	432	15.5	44.03	57.1
				moyenne:	15.7	44.44	64.97
1er janvier au 20 mars 1885.	1.020	222	164	93	16.07	41.8	50.5
1er janvier au 20 mars 1884.	1.252	296	265	161	21.1	54.3	60.7

(1) Ouverture du pavillon.

tions individuelles, créant une aptitude plus grande à la
réceptivité du contage ou bien à des causes plus générales, pouvant favoriser au même titre la propagation et
la diffusion de toutes les maladies contagieuses.

Afin de rendre plus facile la solution de cet intéressant
problème, j'ai eu de nouveau recours à l'obligeance de
M. le docteur Bertillon, qui a bien voulu me communi-

quer le tableau suivant, relatif à la mortalité de la rougeole, de la variole, de la scarlatine et de la coqueluche, comparée à celle de la diphtérie.

Ce tableau montre :

1º Qu'il existe une progression notable pour la rougeole et la coqueluche ;

2º Que le nombre des cas de morts par variole a notablement décru, sauf pendant les années 1880 et 1881, époques d'épidémie ;

3º Que les chiffres relatifs à la scarlatine sont à peu de chose près les mêmes, sauf certaines élévations correspondant également à des épidémies ;

4º Que le nombre des décès par coqueluche a suivi une progression régulière et presque constante.

L'amélioration, sous le rapport de la variole, s'explique aisément par l'énergie et la sûreté des mesures prophylactiques que nous employons contre elle.

Le caractère essentiellement capricieux de la scarlatine donne la raison de l'état stationnaire accusé par le chiffre de mortalité. En revanche, ce chiffre ne permet de rien préjuger sur le nombre réel des cas. De toutes les maladies contagieuses, la scarlatine est probablement celle dont le pronostic est le plus variable. Tantôt, disait Darwin au siècle dernier, elle est aussi bénigne qu'une piqûre de puce, tantôt elle présente la gravité de la peste la plus maligne.

Les faits qui précèdent montrant une augmentation presque égale dans les chiffres relatifs à plusieurs maladies contagieuses de nature différente, nous permettent de supposer, sans forcer l'analogie, à propos de la diphtérie, que l'accroissement du nombre des cas ne soit dû ni

Mortalité par maladies épidémiques, à Paris, depuis 1865 jusqu'en 1883 (Dr Jacques Bertillon)

ANNÉES	POPULATION recensée ou calculée d'après la consommation	OBSERVATIONS	NOMBRE ABSOLU DES DÉCÈS					POUR 100.000 HABITANTS				
			ROUGEOLE	VARIOLE	SCARLATINE	COQUELUCHE	DIPHTÉRIE	ROUGEOLE	VARIOLE	SCARLATINE	COQUELUCHE	DIPHTÉRIE
1865..........	»	»	343	765	140	213	971	18.8	41.9	7.7	11.7	53.2
1866..........	1.825.274	(Census.)	824	581	82	188	815	45.1	31.8	4.5	10.8	44 6
1867..........	1.935.000	»	661	324	77	209	704	34.1	16.8	4	10.8	36.4
1868..........	1.919.000	»	653	63	132	235	782	34	33.2	6.9	12.8	40.8
1869..........	1.982.000	»	540	71	277	138	811	27.2	35.0	1.4	7	40.9
1870..........	»	»	»	»	»	»	»	»	»	»	»	»
1871..........	»	»	»	»	»	»	»	»	»	»	»	»
1872..........	1.851.792	(Census.)	583	102	124	190	1.149	31.5	5.5	6.7	12.6	62
1873..........	1.837.000	»	561	17	86	75	1.174	30.5	0.9	4.7	4.1	63.9
1874..........	1.911.000	»	635	46	68	241	1.008	33.2	2.4	3.6	13.1	52.7
1875..........	1.994.000	»	686	258	88	293	1.328	34.4	12.7	4.4	14.7	66.6
1876..........	1.988.806	(Census.)	878	373	133	496	1.572	44.1	18.8	6.7	9.9	79.1
1877..........	1.973.600	»	602	136	92	519	2.393	33.1	6 9	4.7	26.3	121.3
1878..........	2.148.000	»	697	89	60	278	1.995	32.5	4.1	2.8	12.9	93
1879..........	2.113.000	»	917	911	95	271	1.783	43.3	43.1	4.5	12.8	94.4
1880..........	2.183.000	»	986	2.260	356	521	2.153	45.2	103.5	16.3	23.9	08.7
1881..........	2.239.928	(Census.)	925	1.041	447	489	2.326	41.3	46.5	20	21.8	103.8
1882..........	2.246.000	»	1.018	661	158	205	2.300	45.3	27.1	7	9.1	186.4
1883..........	»	»	1.058	458	91	604	1.951	47.1	18.7	3.7	27.2	7.6

à la nature de la maladie, ni aux constitutions individuelles, mais à une facilité plus grande dans la transmission du contage. C'est sur cette transmission que nous
allons nous arrêter.

Sans doute, nos conclusions ne sauraient avoir une
précision mathématique, parce que nos renseignements
sont malheureusement incomplets. Néanmoins on doit
tenir compte, avant tout, des éléments suivants :

1° L'agglomération.

On peut dire que c'est là une cause banale, mais c'est
à coup sûr une cause efficiente et essentiellement active.
Plus il y a d'enfants dans un espace donné, plus les
rapports sont fréquents, plus il y a de chance de voir
des cas nombreux de diphtérie.

Il est difficile, en formulant cette proposition, de ne pas
songer aux cités ouvrières, aux anciennes maisons de
certaines rues, les rues de Montreuil et du faubourg Saint-
Antoine, par exemple. Les enfants, c'est-à-dire les sujets
les plus aptes à prendre la diphtérie, sont plus nombreux
là que partout ailleurs ; de plus, les occasions de contamination se présentent à toutes les heures. L'isolement
légendaire des habitants d'une même maison, à Paris,
n'existe point dans les quartiers ouvriers. Qu'un enfant
soit malade, c'est un va-et-vient continuel des petits voisins du même palier, et souvent du même escalier, et de
leurs parents. Il serait impossible de créer artificiellement,
en supposant qu'on le voulût, des conditions aussi favorables à la propagation d'une affection transmissible.
Qu'arrive-t-il lorsque les accidents se sont aggravés,
qu'un médecin a vu l'enfant et a conseillé de le transporter à l'hôpital ? Cinq ou six autres sont déjà pris ; de sorte

qu'en consultant les registres des hôpitaux d'enfants pour une époque donnée, on est absolument certain de trouver une série d'entrées de petits malades appartenant à une même maison ou à des maisons voisines.

Les enfants soignés à l'hôpital cessent d'être dangereux. Mais il en est d'autres qui, n'étant pas confiés à l'Assistance publique, sont traités à domicile. Pour eux, quoique les conditions qui ont si singulièrement aidé au développement de la maladie soient moins fâcheuses, parce qu'ils appartiennent à des familles plus aisées, mieux logées et veillant avec plus de sollicitude à la protection de leurs enfants, pour eux, dis-je, ces conditions, malgré tout, existent toujours ; et c'est peut-être en en tenant compte, qu'on arriverait à s'expliquer sans trop de peine la succession et la filiation des épidémies de différents quartiers, à différentes époques.

Un cas ne reste presque jamais isolé, dans l'acception rigoureuse du mot. Un enfant diphtérique contamine à peu près sûrement un ou plusieurs autres enfants ; qu'un de ceux-ci se trouve lui-même dans un milieu comparable à celui dont nous avons parlé, et voilà une épidémie créée.

Le fait arrive d'autant plus facilement que, dans les centres de population, rien ne prévient le public de l'existence de ces cas isolés, rien ne l'avertit du danger et ne le porte à prendre des précautions contre lui.

2º Le mode de transport des malades.

A Paris, il y a un autre mode de propagation aussi certain et plus périlleux peut-être que le premier, parce qu'on ne s'en défie pas. C'est la contagion à la suite du transport des malades et par l'intermédiaire des voitures publiques. On en a cité des exemples d'une authenticité indiscutable à propos de la variole. On en trouverait facilement à propos de la diphtérie. En voici un, très instructif, que je dois à l'obligeance de M. le Dr Ribemont. Le regretté professeur Parrot fut un jour appelé à donner des soins à trois enfants de la même famille atteints simultanément d'angine diphtérique ; tous les trois moururent. En recherchant la cause de cette infection, M. Parrot découvrit que, quelques jours auparavant, ces enfants avaient été conduits en promenade dans une voiture qui avait servi le matin même au transport d'un jeune diphtérique à l'hospice des Enfants-Assistés.

Notons que dans ce cas les sujets n'étaient déjà plus dans le milieu où fut prise la maladie, qu'un certain intervalle s'était écoulé entre le moment où le cocher avait débarqué le premier enfant à l'hôpital et celui où d'autres étaient montés dans sa voiture, que par conséquent, l'agent de la contagion enfermé dans un espace restreint avait conservé plusieurs heures son activité. Que doit-il arriver, lorsque des enfants malades et des enfants bien portants sont réunis pendant un certain temps dans un même véhicule ? Il est impossible de méconnaître l'imminence du danger de contamination. Et cependant la chose arrive tous les jours, sur toutes les lignes d'omnibus qui passent au voisinage de certains hôpitaux. J'ai vu plusieurs fois des enfants soigneusement tenus sur les genoux de leur mère venir, souvent de fort loin, à la consultation des Enfants-Malades. Je les examinais quand c'était mon tour de service : ils avaient qui le croup, qui une angine diphtérique. Dans l'omnibus qui les avait amenés se trouvaient non seulement des adultes, mais encore d'autres enfants. Et personne ne se doutait du danger !

II

Dès l'instant où il est démontré que la cause immédiate et ordinaire d'une maladie est sa transmission d'un individu à un autre, dès l'instant où nous ne connaissons ni l'agent de cette transmission, ni le moyen de le détruire ou de le neutraliser, la prophylaxie rationnelle se trouve réduite à une seule chose, l'isolement. Le meilleur moyen de ne pas prendre la variole, dit l'Ecole de Salerne, c'est d'éviter tout contact avec les varioleux. Reste à savoir jusqu'à quel point nous pouvons nous rapprocher de cet isolement absolu ou schématique dans les conditions mésologiques avec lesquelles nous devons compter : il est évident qu'il est impossible d'établir des mesures quarantenaires de quartier à quartier, de maison à maison, autrement dit de procéder pour la diphtérie comme on le fait pour la peste et la plupart des autres maladies exotiques dans les villes du littoral. Il serait également fâcheux de rester dans l'expectative, de ne point provoquer, à défaut de mesures radicales, des mesures d'atténuation dont l'utilité devient si frappante, comme on l'a vu à la suite de la création des pavillons d'isolement dans nos hôpitaux. Essayons d'établir les indications fondamentales sur lesquelles nous nous appuierons pour provoquer ces mesures utiles.

Il faut :

1° Rendre inoffensif autant que possible le malade lui-même et le milieu dans lequel il est soigné ;

2° Éviter que ses déplacements puissent créer un nouveau foyer dangereux.

A la première indication correspondent des mesures d'isolement et de désinfection qui, pour être employées contre plusieurs maladies contagieuses, n'en sont pas moins efficaces.

C'est la famille même qu'il faut avoir d'abord en vue : s'il y a plusieurs enfants, on aura soin de leur faire quitter la maison et surtout l'appartement dans lequel un cas s'est montré. Peut-être pourrait-on étudier certaines dispositions qui faciliteraient singulièrement la mise en pratique de cette mesure. Tous les médecins des bureaux de bienfaisance ou des sociétés de secours mutuels pourront porter le même témoignage sous ce rapport. On constate l'existence d'un cas de diphtérie, de rougeole ou de variole dans une famille d'ouvriers occupant un logement de une ou deux pièces : la première chose que l'on fait, c'est d'avertir le père ou la mère du danger couru par les autres enfants, et de les engager à les envoyer ailleurs pendant quelques jours. Et quatre fois sur cinq, le père ou la mère répondent : — Comment voulez-vous que nous fassions ? les envoyer où ? par quels moyens ? — Malheureusement, le médecin est obligé, en face de ces questions, de se borner à conseiller le transport du petit malade à l'hôpital. N'y aurait-il pas quelquefois moyen de procéder autrement, de laisser soigner ce dernier à domicile et d'isoler ses frères et sœurs pendant quelques jours dans des asiles préparés dans ce but ? Nous avons des établissements pour les enfants cachectiques ou affaiblis, des maisons de convalescence ; ne serait-il point possible, d'établir, sans trop grands frais, des services d'isolement pour les enfants bien portants de la ville, en cas de maladies contagieuses dans les familles pauvres ? Personne ne songe aujourd'hui à modifier la législation existante dans le sens de la séquestration nécessaire des malades, à créer des espèces de lazarets dans lesquels on ferait transporter, par autorité de justice, les enfants atteints d'affections contagieuses. Dans ce cas, il faut tenir compte des répulsions instinctives de certaines personnes pour les hôpitaux, de cette sollicitude plus touchante qu'éclairée qui fait que beaucoup de mères veulent continuer à veiller elles-mêmes leur enfant, à lui donner des soins, même lorsqu'elles sont dans les plus mauvaises conditions pour le faire.

Le mieux, c'est de tâcher que ce sentiment, assurément naturel et respectable, ne puisse être préjudiciable ni au reste de la famille, ni aux voisins; c'est d'offrir l'isolement gratuit, c'est-à-dire l'éloignement momentané des enfants encore bien portants. Il va sans dire que le transport des malades à l'hôpital est toujours la première et la meilleure des précautions pour eux, surtout étant données les conditions actuelles de l'Assistance publique à domicile. Ajoutons que les frères et sœurs d'un malade qui auraient été ainsi isolés, ne devraient être reçus à l'école qu'au bout de huit à dix jours, alors qu'on aurait la certitude qu'ils ne pourraient être eux-mêmes le point de départ d'une nouvelle épidémie.

Pour les moyens de transport, rien n'est plus simple. Il suffit d'étendre à la diphtérie les mesures prises pour la variole et d'attacher soit aux mairies, soit aux commissariats de police un nombre suffisant de voitures qui seraient mises gratuitement à la disposition des familles sur le vu d'un certificat du médecin constatant la nature de la maladie.

Jusqu'à présent, nous n'avons envisagé la question qu'au point de vue doctrinal et scientifique, sans nous préoccuper de l'application des préceptes formulés. Nous allons nous trouver en présence de difficultés contre lesquelles la statistique est impuissante. Un arrêté, un règlement de police sont fortement exposés à rester lettre morte, si leur exécution n'est assurée par de sérieuses dispositions pénales. Nous n'en sommes malheureusement pas là, la législation sanitaire, si précise en Angleterre, en Belgique, en Allemagne, en Hollande, laisse encore beaucoup à désirer en France. Tout ce que nous pouvons faire, c'est de demander beaucoup à l'initiative privée, d'exposer dans des instructions précises et très simples les idées du Conseil sur la prophylaxie des maladies contagieuses et les précautions à prendre contre elles. Sans doute, nous n'aurons pas raison par ces procédés de la force d'inertie, des habitudes prises, des négligences volontaires. Le remède ne pourrait nous être fourni que par le pouvoir législatif ; mais en admettant que la mauvaise volonté ne soit pour rien dans la dixième partie des cas, que l'ignorance seule soit le grand coupable, nous aurons quelques chances d'améliorer un jour cet état de choses, si par voie de la presse ou de l'affichage, nous popularisons pour la diphtérie, une instruction analogue à celles que le Conseil d'hygiène a déjà rédigées pour la variole, la fièvre typhoïde et le choléra (1).

---

(1) Dans sa séance du 9 mai, le Conseil d'hygiène publique et de salubrité a approuvé l'instruction suivante sur les précautions à prendre contre la diphtérie :

Indications générales. — La diphtérie est une affection éminemment contagieuse.

Toute relation des enfants avec les diphtéritiques doit être évitée.

On ne connaît, jusqu'à ce jour, aucun médicament qui préserve sûrement de la diphtérie.

Il est important de surveiller attentivement le début de tout mal de gorge.

Il importe, surtout en temps d'épidémie, de nourrir les enfants aussi bien que possible, et de ne pas les soumettre à l'action prolongée du froid humide.

Conduite à tenir quand un cas de diphthérie se déclare dans une famille. — 1° Il est indispensable d'éloigner immédiatement **toute** personne qui ne concourt pas au traitement du malade, et surtout les enfants.

2° Les personnes qui soignent le malade éviteront de l'embrasser, **de respirer son haleine**, et de se tenir exactement en face de sa bouche pendant les quintes de toux.

Si ces personnes ont des crevasses ou de petites plaies, soit aux mains, soit au visage, elles auront soin de les recouvrir de collodion.

Elles se nourriront bien, et devront sortir plusieurs fois dans la journée au grand air. Elles prendront la précaution de se laver préalablement le visage et les mains avec de l'eau renfermant, par litre, **10** grammes **d'acide borique** ou 1 gramme d'acide thymique.

Enfin elles éviteront de séjourner nuit et jour dans la chambre du malade.

3° A Paris, les familles qui désirent faire soigner leurs enfants à l'hopital, s'adresseront le plus tôt possible au poste central de police de leur arrondissement ou au commissariat de police de leur quartier, et il sera mis gratuitement à leur disposition, sur le vu d'un certificat de médecin, une voiture pour le transport.

Mesures de désinfection. — 1° Les matières rendues à la suite de quintes de toux ou de vomissements seront désinfectées à l'aide d'une solution contenant, par litre d'eau, 50 grammes de chlorure de zinc ou de sulfate de cuivre.

Les linges, vêtements, etc., souillés par le malade seront immédiatement lavés avec une de ces solutions, puis plongés dans l'eau maintenue bouillante pendant une heure au moins.

Les cuillers, tasses, verres, etc., ayant servi au malade devront, aussitôt après, être plongés dans l'eau bouillante.

2° Quelle que soit l'issue de la maladie, la désinfection de la chambre est indispensable. On fera des fumigations de la manière suivante

Après avoir fermé toutes les ouvertures, on placera sur un lit de sable une quantité de soufre concassé, proportionnelle à la capacité de la pièce (120 grammes par mètre cube) ; puis on versera sur ce soufre un peu d'alcool que l'on enflammera avant de sortir de la chambre.

La chambre restera close pendant vingt-quatre heures, puis sera largement aérée.

Les vêtements, linges, draps et couvertures ayant servi au malade seront désinfectés, avant d'être envoyés à la lessive, avec une des solutions indiquées précédemment.

Les matelas seront ouverts et laissés dans la chambre pendant la fumigation.

LA ROUGEOLE A PARIS

SES PROGRÈS INCESSANTS — SA MORTALITÉ — NÉCESSITÉ DE MESURES PROPHYLACTIQUES (1)

Il y a trois mois, j'avais l'honneur d'appeler votre attention sur l'augmentation toujours croissante du nombre des cas de diphtérie à Paris. Vous avez bien voulu prescrire les mesures prophylactiques que le Conseil vous a proposées. Malheureusement, la diphtérie n'est pas la seule affection contagieuse particulière aux enfants, avec laquelle doive compter la population parisienne. Il y en a une autre aussi commune, plus commune même, dont personne ne se défie, que tout le monde méprise pour ainsi dire, parce qu'on la considère comme inoffensive. Je veux parler de la rougeole. Il y a sous ce rapport des traditions, des préjugés d'autant plus difficiles à déraciner qu'ils remontent au moyen âge. On a toujours considéré les fièves éruptives comme un mal nécessaire, comme des exanthèmes critiques et salutaires auxquels personne ne doit échapper. Ce fut là un des grands obstacles à la propagation de la vaccine au commencement du siècle ; c'est aujourd'hui encore un des arguments des anti-vaccinateurs ; mais la

(1) Ce rapport adressé à M. le Préfet de police, président du Conseil d'hygiène publique et de salubrité du département de la Seine, a été lu dans la séance du 6 juin 1884.

variole frappe les adultes, elle est souvent mortelle ; le préjugé a donc eu la frayeur pour adversaire.

La rougeole est nécessaire et elle n'est pas grave. Voilà deux idées encore essentiellement populaires aujourd'hui, deux idées qui s'opposent à ce que l'initiative individuelle réalise aucune mesure prophylactique.

Ces idées sont absolument fausses : la rougeole est une fièvre accidentelle, nuisible, et qu'il faut prévenir autant que possible. Elle n'est pas grave, dit-on ; mais sur un total de 57.024 décès qu'il y a eu à Paris en 1883, par exemple, 1.058 on été dus à la rougeole, ce qui fait une proportion de 18.55 p. 1.000 ou bien près de 2 p. 100.

C'est la rougeole qui, cette même année, figure immédiatement après la diphtérie (1,951 cas), parmi les maladies dont la contagion est admise par tout le monde.

Il est bon de faire ici une distinction. La diphtérie est une maladie qui affecte de préférence les enfants ; mais si elle est transmise à des individus de tout âge, elle est à peu près également grave chez tous. Sous ce rapport, la rougole est infiniment plus bénigne : en admettant que sa contagion soit plus facile, ce qui est le cas, la gravité décroît à mesure que l'âge avance.

On a déjà fait beaucoup pour la protection de la première enfance. La loi Roussel a prévu tous les inconvénients qui peuvent tenir au milieu et à la négligence et, depuis son application, un progrès incontestable a été réalisé. Du moment que le principe de la conservation, de la vie des nouveau-nés est admis dans la législation il n'est que juste d'en tirer toutes les conséquences qu'il comporte et de faire disparaître, autant qu'on le pourra, les causes qui menacent leur existence, même en dehors de la mau vaise volonté des individus. La rougeole en est une, et plus nous allons, plus son importance augmente. En 1865, il y eut à Paris 343 décès par le fait de la rougeole; en 1869, 540 ; en 1873, 561 ; en 1879, 917 ; en 1883, 1,058.

Cette gradation régulière pourrait être attribuée à un accroissement correspondant de la population; mais ce n'est pas le cas. Si l'on prend la proportion du nombre de décès causés par la rougeole sur 100,000 habitants, on trouve qu'en 1865, cette proportion était de 18.8, tandis qu'en 1883 elle était de 47.1. Il y a donc aujourd'hui presque trois fois plus de décès par rougeole qu'il y a vingt ans.

Un seul mot suffit pour expliquer l'extension, comme il suffit pour expliquer la nature de la maladie : la contagion. Chercher les causes qui la favorisent, c'est chercher en même temps celles de l'augmentation du nombre des cas. Or, ces causes-là n'ont rien de spécial; elles sont faciles à concevoir, banales même. Une maladie contagieuse s'étend d'autant plus et d'autant plus vite, qu'à un moment donné un plus grand nombre d'individus aptes à recevoir l'action du contage se trouvent réunis autour d'un sujet atteint de cette maladie.

Inutile d'ajouter que cette aptitude est plus fréquente dans l'enfance qu'à toute autre époque de la vie, parce que la plupart des adultes et des vieillards ayant eu déjà la rougeole ne la prennent généralement pas une seconde fois.

Les communications entre les malades et les enfants bien portants, — c'est eux surtout que j'ai en vue, — ont lieu soit dans la famille, soit en dehors d'elle.

Il me paraît superflu de répéter ce que j'ai déjà dit à propos des promiscuités dans les petits logements, des visites peu judicieuses (1). Il n'y a qu'un moyen pour atténuer ces mauvaises conditions : donner aux familles pauvres la possibilité d'envoyer dans des asiles gratuits d'isolement leurs enfants non malades jusqu'à ce que tout danger de contagion ait disparu. La nécessité paraît plus frappante encore pour la rougeole que pour la diphtérie, parce que, tous les médecins des bureaux de bienfaisance le diront, bien des gens hésiteront à se séparer d'un malade qu'ils regardent comme inoffensif et à l'envoyer à l'hôpital.

En dehors de la famille, les dangers de contagion sont nombreux et graves. Ils sont imminents partout où un grand nombre d'enfants bien portants sont réunis : dans les crèches, dans les salles d'asile, dans les écoles. On peut même dire que c'est de là que partent le plus souvent les épidémies : la contagion est d'autant plus grande qu'on ne sait le plus souvent, comme nous allons le voir, ni quand, ni comment elle peut avoir lieu.

A Paris, comme dans toute grande ville, il y a d'autres foyers dangereux. Ce sont les dispensaires des bureaux de bienfaisance et les hôpitaux. Les conditions de propagation sont en partie les mêmes dans les deux cas, je m'occuperai des seconds seulement.

Voici comment les choses se passent : un enfant est malade, on l'amène à la consultation sans savoir si on le laissera ; souvent on n'en a pas l'intention : ce qu'on veut, c'est un conseil ou une ordonnance. La salle est ouverte

(1) Rapport sur la propagation de la diphtérie à Paris et sur les moyens qu'il conviendrait de prendre pour l'enrayer.

à tout le monde, sans distinction, sans différences d'aucune sorte. Le seul ordre suivi est l'ordre d'arrivée. Une simple céphalalgie, un embarras gastrique, un soupçon de malaise donnent droit à l'entrée au même titre que l'angine ou la fièvre éruptive la plus grave. Tous les petits malades sont assis l'un près de l'autre. Ce serait la plus extraordinaire des choses si, dans cette touchante communauté, il ne s'établissait point une vraie solidarité morbide, un échange, non pas de bons procédés, mais d'affections le plus souvent dangereuses. De plus les infirmiers vont et viennent. Ces rapports entre la consultation et les salles ont lieu à chaque instant. Qu'arrive-t-il? C'est que des enfants, qui n'avaient ni rougeole ni diphtérie en arrivant à la consultation, les y prennent; ils entrent à l'hôpital pour une autre maladie : paralysie infantile, mal de Pott, etc. Quatorze ou quinze jours après, on voit apparaître l'éruption. On dit : c'est un cas autochtone, *interne,* et on accuse l'atmosphère nosocomiale. L'atmosphère de l'hôpital n'aurait probablement rien produit de pareil, si le petit malade n'avait point passé dans la salle de consultation en même temps qu'un ou plusieurs autres en pleine période d'invasion, ou même d'éruption de la rougeole. Je me place, bien entendu, dans l'hypothèse qu'il n'y en avait pas un seul autre cas dans la salle au moment de son entrée.

Nous n'avons vu la propagation se faire que d'un seul côté, dans un milieu où l'on peut surveiller et limiter la diffusion épidémique. Mais les enfants qui n'entrent pas, que leurs parents emportent et soignent à domicile, ceux-là ne sont ni plus isolés, ni plus protégés que les autres; ce sont des agents de transmission qui rempliront presque toujours leur office dans la famille, les crèches, les asiles ou les écoles.

La consultation des hôpitaux d'enfants, telle qu'elle est organisée aujourd'hui à Paris, laisse certainement à désirer sous plus d'un rapport ; cela est d'autant plus fâcheux qu'il serait facile de faire disparaître tous les inconvénients sans nuire en quoi que ce soit à cet important service.

Je n'insiste pas sur la contagion dans les salles. Une chose qu'on ne supposerait pas, si elle n'était vraie, c'est que les enfants qui ont la rougeole sont encore aujourd'hui à l'hôpital de la rue de Sèvres, placés à côté des autres petits malades.

Une autre cause qui ne tient pas au milieu, c'est l'ignorance générale des conditions de la contagion. Presque tout le monde croit qu'elle a lieu exclusivement pendant les périodes d'éruption et surtout de desquamation. C'est une erreur, comme le démontrent l'observation clinique et les expériences d'inoculalion faites de différents côtés au dernier siècle et de notre temps. Le moment où la transmission est la plus facile et probablement la plus fréquente, c'est pendant l'invasion (1). On admet aujourd'hui presque comme une loi de pathologie générale que les sécrétions catarrhales sont d'excellents véhicules de contages. Or, le catarrhe des voies respiratoires, des fosses nasales, de la conjonctive, du canal lacrymal, précède de

____

(1) On trouvera dans la remarquable thèse de M. le Dr A. Béclère (*De la contagion de la rougeole*, Paris, 1882) un exposé très bien fait des notions que nous possédons actuellement, sur la contagiosité de la rougeole, ainsi que l'histoire de leur acquisition successive.

plusieurs jours l'éruption morbilleuse. L'enfant tousse, a les yeux rouges et larmoyants, est enchifrené, il a parfois peu de fièvre : on ne songe ni à l'isoler, ni même à le garder à la maison, s'il va à l'école. C'est probablement la raison pour laquelle un cas de rougeole n'est jamais unique, surtout dans les petites classes. Il est inutile de dire que la même cause produit les mêmes effets partout où les communications des enfants entre eux sont fréquentes.

En résumé, l'augmentation du nombre des cas de rougeole à Paris s'explique par l'augmentation de la population scolaire et de la population hospitalière, par l'absence de mesures d'isolement sérieuses dans les endroits où se trouvent des malades, par l'ignorance relative à la période dans laquelle la maladie peut se communiquer.

Mais les rougeoles ne sont pas également dangereuses chez tout le monde. Le tableau suivant, dressé à l'aide de données empruntées à la statistique municipale, va nous le prouver.

Nous y trouvons la réfutation arithmétique d'un préjugé populaire auquel nous avons fait allusion, et qui n'exerce peut-être pas une influence moindre sur la gravité de la maladie que les erreurs, relatives à l'époque de la contagion, n'en exercent sur son développement. Bien des gens pensent à peu près comme pensait le médecin arabe Rhazès, qui a le premier décrit la fièvre morbilleuse et la variole : ce sont des éruptions critiques, destinées à purifier le sang, et auxquelles personne ne peut échapper. Par conséquent, mieux vaut l'avoir le plus tôt possible. La conclusion n'est nullement légitime. En admettant même que personne ne puisse

4

**Nombre des décès par rougeole pendant l'année 1883 et le 1er trimestre
de l'année 1884.**

ANNÉES	NOMBRE de CAS	1 JOUR à 3 MOIS	3 MOIS à 1 AN	1 AN à 2 ANS	2 ANS à 5 ANS	5 ANS à 15 ANS	AU-DESSUS de 15 ANS
1883.							
1er Trimestre	243	4	36	74	103	24	2
2e Trimestre	383	3	50	138	158	31	8
3e Trimestre	269	5	67	101	77	16	0
4e Trimestre	163	2	35	57	63	6	0
Total	1.058	14	188	373	396	77	10
1884. — 1er Trimestre	341	1	67	111	140	20	2

RÉSUMÉ :		Au-dessus de 15 ans	Au-dessus de 15 ans
Année 1883	1.058	1.048	10
1er Trimestre 1884	341	339	2
Total	1.399	1.387	12

PROPORTION SUR 1,000, SUIVANT L'AGE,
DES DÉCÈS PAR ROUGEOLE.

8.57 au-dessus de 15 ans.

901.43 au-dessous de 15 ans.

échapper à la rougeole, ce qui n'est ni certain, ni vraisemblable, il est préférable de l'avoir à un âge où elle guérit presque toujours, qu'à un âge où elle tue souvent.

Elle tue souvent dans la première enfance, comme nous venons de le voir. En se rappelant la fréquence des affections qui souvent la compliquent, et notamment de la broncho-pneumonie, le faible degré de résistance des petits malades, l'influence des conditions sociales, etc..., on arriverait aisément à s'expliquer un pareil mode de terminaison. Mais, pour l'instant, l'explication importe **peu** ; ce qui nous intéresse, c'est le fait brutal, tel que le montre la statistique, tel que tous les médecins d'enfants le connaissent. Il faut donc en tenir compte dans la **prophylaxie**, protéger tout le monde sans doute, mais **protéger** avec une sollicitude particulière les jeunes **enfants** contre une des maladies les plus graves qui puissent **les** frapper.

II

Le tableau que nous venons de tracer présente des couleurs singulièrement sombres ; mais il suffit le plus souvent de regarder bien en face une difficulté pour trouver les moyens de la tourner, de signaler un mal tel qu'il est sans timidité, pour pouvoir y apporter un remède. Des mesures d'hygiène publique peu dispendieuses, par conséquent faciles à prendre, diminueraient certainement très vite le nombre des cas de rougeole à Paris et, par contre-coup, le chiffre de la mortalité produite par cette cause.

Pour les enfants soignés dans leur famille, nous ne pouvons guère que faire disparaître les mauvaises conditions qui tiennent à l'ignorance. Celles qui résultent de la négligence et de la mauvaise volonté sont pour le moment au-dessus de notre atteinte.

Il serait bon, je crois, de vulgariser, par tous les moyens dont nous disposons, les connaissances actuellement acquises sur l'époque où la contagion peut avoir lieu, sur la nécessité de l'isolement des malades, sur la gravité de la rougeole chez les jeunes enfants. Ne pourrait-on pas en même temps, quand un cas s'est développé dans une école, demander au médecin inspecteur de faire des visites spéciales, de tenir en surveillance les enfants qui présentent des symptômes de catarrhe oculo-nasal, ressemblant plus ou moins à ceux de la période d'invasion. A ce propos, je me permettrai de signaler un *desideratum* : l'inspection sanitaire est organisée pour les écoles publiques. Combien y a-t-il d'écoles libres dans Paris? Quel nombre d'enfants reçoivent-elles? C'est ce que je ne saurais dire. Ces écoles ne sont, que je sache, inspectées par personne au point de vue médical. L'Administration n'est renseignée sur l'état sanitaire d'aucune d'elles en temps ordinaire; il faut, pour qu'on puisse s'émouvoir, qu'une épidémie vienne à sévir. Ces écoles sont-elles donc plus salubres et mieux protégées contre les maladies contagieuses que les écoles publiques? Nous craignons qu'il en soit autrement.

Revenons à l'hôpital. Je préfère prendre mes exemples dans ce milieu, parce que c'est celui que je connais le mieux, parce que c'est le plus dangereux, parce que c'est celui où la prophylaxie est probablement la plus facile. Et l'on peut dire qu'ici le dernier mot de la prophylaxie,

c'est l'isolement. On ne saurait trop y revenir, le répéter
sur tous les tons et s'en servir comme d'une machine de
guerre pour battre en brèche les habitudes administratives essentiellement conservatrices lorsqu'il s'agit d'abus.

A une même heure, deux cents malades peuvent se
trouver réunis dans un local donné. Le bon sens voudrait
que ce local fût isolé, loin des salles ordinaires, desservi
par un personnel spécial, que ce fût pour ainsi dire un
lazaret. Aux Enfants-Malades, c'est le rez-de-chaussée
d'un corps de bâtiment dont le premier et le second étage
sont occupés par l'économe, le pharmacien en chef, les
employés de l'administration et leur famille. Une porte
de la salle de consultation s'ouvre sur leur escalier. C'est
là un procédé d'isolement si primitif, qu'il n'y a pas d'année où l'on ne puisse voir, dans cette partie de l'hôpital,
des rougeoles ou des diphtéries.

Ne vaudrait-il pas mieux recevoir dans une salle, un pavillon isolé, les enfants qui viennent du dehors. Je crois
que cela ne fait de doute pour personne. Il n'est pas plus
douteux que ce ne soit une bonne précaution de ne point
les recevoir tous ensemble, et de ne point exposer ceux qui
viennent pour une maladie non contagieuse, à commencer
leur traitement par une diphtérie, une rougeole ou une
coqueluche. Que faudrait-il donc pour cela ? deux ou trois
salles particulières, un interne chargé de surveiller les
entrées, d'envoyer soit dans les pavillons d'isolement de
l'hôpital, soit dans les salles d'attente en question les enfants atteints ou soupçonnés de maladies contagieuses.

Pour le reste, on n'a qu'à appliquer aux deux hôpitaux
d'enfants la mesure récemment prise à l'hospice des
Enfants-Assistés : faire construire des pavillons d'isole-

ment pour la rougeole, comme il y en a pour la diphtérie ; établir une discipline sévère dans le personnel, de telle sorte qu'il sente bien que l'isolement est une mesure absolument nécessaire et non un simple moyen de donner satisfaction à l'opinion publique.

Permettez-moi d'espérer, monsieur le Préfet, que vous voudrez bien prendre en considération les réflexions que je viens de vous soumettre. Le Conseil qui, grâce à votre initiative, a pu rendre dans plusieurs circonstances de si grands services à la santé publique, n'hésitera pas, j'en ai la conviction, à combattre de nouveau les préjugés et l'ignorance, en publiant pour la rougeole une instruction semblable à celles qu'il a déjà publiées pour d'autres maladies contagieuses (1).

(1) Dans la séance du 18 juillet 1884, le Conseil a chargé une Commission composée de MM. Arm. Gautier, Lagneau et Auguste Ollivier, rapporteur, de rédiger, sur les précautions à prendre contre la rougeole, l'instruction suivante qui a été adoptée dans la séance du 30 janvier 1885.

CONSIDÉRATIONS GÉNÉRALES.

La rougeole est une maladie essentiellement contagieuse.

Elle l'est surtout dans les quelques jours qui précèdent l'éruption, alors que l'enfant a les yeux rouges et larmoyants, qu'il tousse et est enchifrené. Ce fait explique la facilité avec laquelle cette maladie se propage dans toutes les agglomérations d'enfants : asiles, écoles, pensions, églises, jardins publics, etc.

On ne connaît jusqu'à ce jour aucun moyen de prévenir sûrement la rougeole.

C'est une erreur de croire qu'elle est salutaire et toujours bénigne.

MESURES DE PRÉSERVATION.

1° Le seul mode de préservation efficace est l'isolement complet des enfants malades ou, ce qui est encore préférable, l'éloignement des enfants bien portants.

Cet éloignement est indispensable pour les enfants de moins de cinq ans, parce que chez eux la maladie est ordinairement plus grave.

Il devra durer au moins trois semaines à partir du moment où l'éruption a été constatée.

2° Avant de laisser rentrer les enfants bien portants, on devra procéder à la désinfection de la chambre du malade.

A cet effet, après avoir fermé toutes les ouvertures, on placera sur un lit de sable une quantité de fleur de soufre proportionnelle à la capacité de la pièce (20 grammes par mètre cube). On versera sur ce soufre une petite quantité d'alcool que l'on enflammera avant de sortir de la chambre.

Les matelas seront ouverts et laissés dans la chambre pendant la fumigation.

Les vêtements, linges, draps et couvertures ayant servi au malade seront désinfectés à l'aide d'une solution contenant, par litre d'eau, 50 grammes de chlorure de zinc ou de sulfate de cuivre.

3° Avant d'envoyer de nouveau à l'école les enfants qui ont eu la rougeole, il faudra laisser écouler un intervalle d'au moins trois semaines, à partir du début de l'éruption ; mais il sera nécessaire de leur faire prendre auparavant un bain savonneux, ce qui ne peut avoir lieu que si le catarrhe bronchique a tout à fait disparu.

Nota. — A Paris, les familles qui désirent faire soigner leurs enfants à l'hôpital doivent — dans l'intérêt du malade et pour éviter toute propagation de la maladie par les voitures publiques — s'adresser au poste central de police de leur arrondissement ou au commissariat de police de leur quartier ; il sera mis gratuitement à leur disposition, sur le vu d'un certificat de médecin, une voiture pour le transport.

DEUX ÉPIDÉMIES DE VARICELLE
A PARIS (1)

Le 28 mai dernier, M. le préfet de la Seine appelait votre attention sur une fièvre éruptive de caractère épidémique, qui sévissait sur des enfants, depuis près d'un mois, dans le quartier de l'hôpital Necker. C'était, la variole, disait-on. Heureusement il n'en était rien : il s'agissait d'une simple épidémie de varicelle.

Voici comment les faits se sont passés.

Les premiers cas sont apparus dans le voisinage d'un asile maternel situé rue de Vaugirard, n° 149. Ma première pensée a été naturellement de chercher l'origine du mal dans cet établissement. Mais je n'ai pu l'y découvrir. Les livres de l'asile, régulièrement tenus, ne mentionnaient à cette époque aucune absence pour maladie. De plus la directrice n'avait pas souvenir qu'un seul enfant eût été atteint de varicelle dans le cours de l'année. A Necker et aux Enfants-Malades, qu'on aurait pu incriminer, il n'y avait pas un seul cas de varicelle.

Il a donc été impossible de fixer avec certitude le point de départ de la maladie. Quoi qu'il en soit, son extension fut rapide et relativement régulière. De la rue de Vaugirard elle s'étendit au boulevard du même nom, à la

(1) Ce rapport, adressé à M. le président du Conseil d'hygiène et de salubrité, a été lu dans la séance du 18 juillet 1884.

rue Dechambre, à l'Enfant-Jésus, à la portion la plus rapprochée des rues de Sèvres et du Cherche-Midi.

Elle frappa 34 enfants des deux sexes (en proportion à peu près égale) répartis de la manière suivante d'après leur âge :

7 ans.	2
5 ans.	4
4 ans.	6
3 ans.	6
2 ans.	7
1 an.	4
Moins d'un an.	5
Total.	34

La plupart des petits malades appartenaient à des familles pauvres, dont l'habitation était constituée par une seule chambre étroite et mal aérée. La contagion eut lieu d'un enfant à l'autre : lorsqu'il y en avait plusieurs dans une même famille tous étaient atteints. Ceux du voisinage qui venaient voir leurs petits camarades l'étaient également. Une seule fois la mère d'un jeune enfant allaité au sein fut prise elle-même : notons que cette personne, âgée de quarante ans, était très débilitée.

L'influence de la vaccination a paru à peu près nulle : 31 malades avaient été vaccinés de bras à bras et portaient des cicatrices très nettes de vaccine légitime ; 3 seulement âgés de moins d'un an ne l'avaient jamais été, et cependant la varicelle ne fut pas chez eux plus grave que chez les autres.

Voici le type clinique que présenta l'affection : au début, fièvre légère, durant douze à vingt-quatre heures, puis éruption vésiculeuse dont les vésicules étaient entourées d'une auréole rouge ou bien reposaient sur une papule. Le liquide qu'elles renfermaient était transparent : parfois il devenait trouble et même purulent.

L'éruption débutait ordinairement par le tronc, puis s'étendait à la face et aux membres. Elle était peu confluente. Il n'y avait en général que trente à cinquante vésicules, rarement un plus grand nombre. Leur volume variait entre celui d'une lentille à celui d'un pois ; elles étaient arrondies, tendues et aucune ne présenta d'*ombilication*.

Lorsqu'il fut possible de savoir à quelle époque précise avait eu lieu la contagion, on constata que la période d'incubation avait été de douze à quinze jours.

L'éruption se fit rarement d'un seul coup ; elle apparut au contraire, par poussées successives et suivant l'ordre topographique indiqué plus haut. Sa durée varia entre six et quatorze jours.

La guérison fut constante. L'épidémie persista du 1er mai au 15 juin. Elle fut absolument caractéristique et isolée. Il n'y eut ni dans les familles des malades, ni dans le voisinage aucun cas qu'on pût rattacher avec vraisemblance à la variole ou à la varioloïde.

Je crois devoir, pour éviter des redites, résumer en quelques mots, à la suite de la relation précédente, celle d'une autre épidémie de même nature, qui donna lieu à une méprise analogue sur laquelle je suis chargé de vous présenter également un rapport.

Cette épidémie se développa au milieu du mois dernier, dans l'asile maternel de la rue de la Sourdière et donna lieu, au début, à la même méprise. Comme dans l'épidémie du quartier de l'hôpital Necker, la propagation fut rapide et directe. Sur 45 enfants que renfermait l'asile — enfants de deux à sept ans, — 22 furent successivement atteints. Ce mode de contagion de la maladie, sa marche et ses caractères cliniques furent identiques à ceux de la première épidémie. Il est à remarquer que dans un établissement contigu, l'école communale, qui est fréquentée exclusivement par des enfants plus âgés, il n'y eut pas un seul cas.

La méprise commise au début de l'une et l'autre épidémie peut s'expliquer par l'état trouble que les vésicules présentèrent, — il en est souvent ainsi, — d'une manière précoce. Le médecin, en raison de la bénignité des symptômes, ne fut guère appelé que lorsque cet état trouble existait déjà, et l'on comprend que la première idée qui lui soit venue à l'esprit ait été celle d'une varioloïde.

Mais il s'agissait à n'en pas douter, dans l'un et l'autre cas, non point de variole ou de varioloïde, mais de varicelle. En effet, même en faisant abstraction des caractères différentiels faciles à saisir par l'inspection des vésicules, on pourrait trouver dans la marche des deux épidémies la preuve que c'était bien à la varicelle qu'on avait affaire.

L'affection a été essentiellement bénigne, la vaccine n'a point protégé contre elle ; la plus grande partie des enfants avaient été vaccinés avec du vaccin humain et jouissaient assurément de l'immunité acquise ; enfin, pas un cas de variole ou de varioloïde ne s'est montré chez les adultes ou les enfants plus âgés.

La bénignité même de cette fièvre éruptive semble permettre de considérer comme résolue la question de prophylaxie. Il y a déjà près d'un demi-siècle, que Guersant et Blache (1) ont soutenu qu'il n'est pas nécessaire de prendre des précautions pour l'isolement, et cette manière de voir a été généralement adoptée. Je crois, pour ma part, qu'il faut y faire quelques restrictions. Certaines conditions individuelles, — le tout jeune âge et la constitution de l'enfant, — peuvent imposer une conduite toute différente. Par contre, au-dessus de huit à dix ans, il est inutile de se préoccuper de la varicelle : à cet âge, les enfants ne la prennent plus guère et en tous cas leur santé n'est point influencée par elle.

Les personnes qui s'intéressent à l'hygiène des écoles fréquentées exclusivement par des enfants de plus de huit ans, sont donc autorisées à ne pas attacher d'importance à cette maladie. Pour les salles d'asile, c'est autre chose : il est toujours bon d'arrêter une affection épidémique, même bénigne ; c'est d'autant plus facile que le contagium de la varicelle a probablement peu de fixité et qu'il est vite détruit. Une évacuation de quelques jours avec ventilation permanente, un lavage des murs, des bancs et des tables au moyen d'une solution d'acide phénique au centième, ou bien quelques fumigations sulfureuses me paraissent bien suffisants.

Dans la famille, le seul moyen prophylactique, rationnel et pratique, c'est l'exil des enfants les plus aptes à prendre la varicelle, de ceux qui en souffriraient le plus, c'est-à-dire des enfants très jeunes ou des enfants affaiblis.

---

1. GUERSANT, *art.* VARICELLE in *Dict. de méd.* en 21 vol., 1881, t. XX1, p. 189. — GUERSANT et BLACHE, même article, in *Dict. de méd.* en 30 vol., 1846, t. XXX, p. 553.

LA CONTAGIOSITÉ DE LA TUBERCULOSE PULMONAIRE

CHEZ LES ENFANTS (1)

J'ai l'honneur de soumettre à l'Académie deux faits qui se sont passés l'un en ville et l'autre à l'hôpital, et qui me semblent mettre hors de doute, au moins chez les enfants, la contagiosité de la tuberculose pulmonaire par les voies respiratoires. Il s'agit là, comme on sait, d'une question non encore résolue pour tout le monde et qui intéresse au plus haut point l'hygiène publique et l'hygiène privée. J'ai donc pensé faire œuvre utile en vous communiquant cette courte note, qui, tout en étant d'ordre purement clinique, n'en a pas moins, je crois, la valeur d'une expérimentation physiologique.

Le 25 mars dernier, on nous présentait à la consultation de l'hôpital des Enfants-Malades, un petit garçon de 28 mois, né de parents vigoureux, qui nous affirmèrent n'avoir jamais été malades. L'interrogatoire le plus minutieux ne fit découvrir chez les ascendants aucune tare scrofuleuse ou tuberculeuse. En novembre et décembre 1884, ce petit garçon alla jouer, presque tous les jours,

(1) Note lue à l'Académie de médecine, dans la séance du 28 avril 1885.

avec l'enfant d'une voisine un peu plus âgé que lui et qui se mourait de phtisie chronique. Les parents, n'y voyant aucun inconvénient, le laissèrent ainsi pendant de longues heures auprès de son petit ami. A la fin de janvier on vit, sans cause appréciable, la santé de l'enfant s'altérer ; il devint pâle, eut des sueurs nocturnes et maigrit notablement. En même temps, il éprouva du dégoût pour les aliments et perdit ses forces.

Aujourd'hui, cet enfant présente, au sommet du poumon droit, de la matité et des craquements humides ; la respiration est gênée, le pouls fréquent, et la peau presque toujours en moiteur. En un mot, on constate chez lui tous les signes fonctionnels et physiques d'une tuberculose pulmonaire déjà à la seconde période.

Voilà le premier fait. J'ai eu l'occasion d'en constater un non moins démonstratif à l'hôpital des Enfants-Malades.

Une petite fille de 4 ans est admise dans notre service, salle Sainte-Elisabeth, n° 26, le 11 décembre 1884, pour une paralysie infantile. Le père, vigoureux et bien portant au moment de la naissance de l'enfant, est mort à l'âge de 30 ans, assez rapidement, et on ne sait de quelle maladie. Chez les grands parents du côté maternel, les seuls sur lesquels on ait des renseignements précis, on ne trouve aucun antécédent de scrofule ni de tuberculose.

Notre petite malade n'a jamais eu d'affection sérieuse avant 1884. Mais au commencement de cette année-là, elle fut successivement atteinte de rougeole et de coqueluche. Elle s'est bien remise de ces maladies, et depuis lors, sa santé s'est maintenue dans de bonnes conditions jusqu'à la fin de novembre. A cette époque elle fut prise d'une fièvre intense, qui dura plusieurs jours et fut suivie d'une paralysie du membre inférieur droit.

Lorsqu'on nous amena l'enfant pour sa paralysie, elle ne présentait, à part cette affection, absolument aucun phénomène morbide ou suspect ; c'était même une enfant superbe, rose, fraîche, d'un embonpoint satisfaisant. Le traitement consista dans l'emploi des courants continus et l'administration de gouttes de noix vomique. Pendant deux mois au moins, elle dut garder le lit. Puis les mouvements revenant peu à peu dans la partie paralysée, elle put se lever et marcher, mais non sans peine, en s'appuyant d'abord sur son lit, ensuite sur celui de ses voisines. Ce ne fut qu'après trois ou quatre semaines qu'il lui fut possible de s'aventurer dans la salle. Détail à noter : elle avait été placée, lors de son admission, tout près d'une enfant de 8 ans et demi, atteinte d'une phtisie au troisième degré et qui succomba au bout de quinze jours. Le hasard fit que le même lit fut successivement occupé par deux autres poitrinaires avancées, à peu près de cet âge, dont l'une mourut après un mois de séjour, et dont l'autre vient de succomber à son tour. L'expectoration avait été assez abondante chez ces trois malades.

C'était donc là un triste voisinage. J'avoue que d'abord nous n'y avons pas accordé grande attention. Mais à partir des derniers jours de mars, nous vîmes la petite fille à la paralysie infantile perdre sa gaieté, pâlir, refuser les aliments et maigrir peu à peu. Puis elle fut prise d'une petite toux se répétant assez souvent, et non accompagnée d'expectoration. Presque chaque nuit elle avait d'abondantes sueurs.

Actuellement l'examen de la poitrine permet de constater un certain degré de matité, ainsi qu'une expiration prolongée et soufflante au niveau de la fosse sus-épineuse gauche et de la région claviculaire droite. Ici encore nous sommes donc en présence des signes non équivoques d'une phtisie pulmonaire.

Bien que notre petite malade ait eu, un an auparavant, la rougeole et la coqueluche, affection prédisposant, comme on le sait, à la phtisie pulmonaire, on ne peut, il me semble, invoquer leur influence pour expliquer dans ce cas le développement des tubercules. En effet, l'enfant s'était rétablie complètement, et, pendant l'année qui suivit, sa santé n'avait rien laissé à désirer.

Dans ces deux faits, le voisinage prolongé de malades parvenus à une période avancée de la phtisie, la respiration d'un air contaminé par les sécrétions bronchiques expectorées ou non, ont été, suivant toute vraisemblance, la cause réelle de la tuberculisation. Notons que les tout jeunes enfants qui n'expectorent pas ou avalent leurs crachats accumulent l'agent infectieux dans l'économie et ressentent ordinairement ses effets plus vite et plus gravement que l'adulte.

Les cas semblables à ceux que je viens de rapporter sont plus fréquents qu'on ne le croit, aussi bien dans les familles qu'à l'hôpital. Seulement ils passent souvent inaperçus, l'attention n'étant pas suffisamment éveillée sur eux. Quel est le médecin déjà avancé dans sa carrière qui n'a vu plusieurs enfants d'une même famille succomber à la phtisie, alors qu'un frère ou une sœur, le père ou la la mère, étaient morts eux-mêmes de cette redoutable affection. Je n'ignore pas qu'on peut dire que ces enfants, issus d'une souche contaminée, étaient presque tous voués au même sort. Sans doute, c'est là une objection sérieuse dont on ne saurait méconnaître la valeur, mais je n'en reste pas moins convaincu, pour l'avoir observé plus d'une fois, que, si l'on avait soustrait, en temps opportun, les enfants bien portants à l'influence nocive d'un air vicié par les agents infectieux de la tuberculose, on aurait pu dans bon nombre de cas retarder, sinon prévenir, l'éclosion de cette maladie.

L'observation de notre premier malade, dans les antécédents duquel on n'a relevé aucune tare de famille, vient à l'appui de cette opinion que l'hérédité n'est nullement un facteur indispensable, comme on l'a cru pendant longtemps, pour le développement de la tuberculose ; que les individus placés dans des conditions favorables à l'infection n'ont nullement besoin, pour être touchés, de présenter la constitution organique spéciale que crée l'hérédité.

A l'hôpital les choses se passent comme dans les familles, mais elles échappent plus souvent à l'attention parce que l'observation est plus disséminée, parce que le médecin doit porter son attention sur un plus grand nombre de points à la fois, parce qu'enfin il ne suit pas assez longtemps ses malades. Il est un fait néanmoins, que tout chef de service dans un hôpital d'enfants a pu constater, — la même remarque s'applique certainement aux hôpitaux d'adultes, — c'est qu'il n'est point rare de voir la tuberculose se développer chez nos petits malades qui font un long séjour dans un milieu nosocomial, surtout lorsque, pour une cause ou pour une autre, ils sont obligés de rester au lit. C'est là, je le répète, un fait d'observation indéniable. N'est-on pas fondé à l'attribuer à l'air que respirent ces enfants ? Ils sont bien nourris, bien soignés, mais ils vivent dans une atmosphère chargée de bacilles provenant le plus souvent de la dessiccation des crachats, et ils contractent la phtisie de la même manière que les autres maladies contagieuses. Seulement, c'est avec plus de lenteur et dans une moindre proportion, parce que l'infection met plus de temps à se produire et qu'il lui faut un terrain préparé.

En résumé, il est rationnel de voir dans les deux faits qui précèdent des exemples de transmission de la tuberculose d'une personne malade à une personne saine par l'intermédiaire des voies respiratoires. C'est là, du reste, d'après les recherches les plus récentes, le mode de contagion le plus direct et le plus commun.

On peut rapprocher ces faits des observations si curieuses que Reich (de Mülheim) a publiées dans la *Berliner Klinische Wochenschrift* du 16 septembre 1878. Une sage-femme de Neuenburg, atteinte de phtisie pulmonaire, avait une expectoration purulente très abondante. A chaque accouchement qu'elle faisait, elle avait l'habitude « d'aspirer avec sa bouche appliquée sur celle des nouveau-nés les mucosités qui pouvaient obstruer la partie supérieure de leurs voies respiratoires, de leur insuffler de l'air de la même façon et de les embrasser à tout instant ». Dix des nourrissons qu'elle avait mis au monde, du 4 avril 1875 au 10 mai 1876, succombèrent à la méningite tuberculeuse du 11 juillet 1875 au 29 septembre 1876. Dans tous ces cas, la méningite avait été précédée d'un catarrhe bronchique. Il est enfin à noter que, chez aucun des dix enfants, on n'avait constaté une prédisposition héréditaire à la phtisie pulmonaire.

Rien de semblable ne fut observé à la suite des accouchements que pratiqua pendant la même période une autre sage-femme bien portante habitant aussi Neuenburg.

Je ne veux pas insister, dans cette communication, sur toutes les questions que soulèvent les faits que je viens de soumettre à l'Académie. Je demande seulement la permission d'ajouter quelques mots sur les enseignements qu'ils peuvent fournir au point de vue de l'hygiène infantile.

Ils montrent qu'il serait utile, nécessaire même :

1° *D'isoler*, dans les familles comme à l'hôpital, les enfants tuberculeux;

2° De ne pas laisser séjourner longtemps auprès **d'eux** les enfants bien portants, et surtout d'interdire à **ceux-ci** de coucher dans la même chambre;

3° D'assurer une ventilation parfaite des pièces occupées par les petits malades ;

4° Enfin, de nettoyer avec soin les objets de literie, les vêtements, les linges souillés par les matières expectorées et de détruire celles-ci par des agents physiques ou chimiques énergiques, afin de prévenir leur dessiccation dans l'atmosphère.

Grâce à ces mesures, on parviendrait, j'en ai la conviction, à diminuer chez les enfants — j'ajouterai même chez les adultes — le nombre toujours croissant des cas de tuberculose.

DE LA CONTAGIOSITÉ

ET

DU CONTAGE DES OREILLONS [1]

La contagiosité des oreillons ne peut plus être niée aujourd'hui : des faits rigoureusement observés l'ont mise hors de toute contestation.

Ce point important une fois établi, on fut naturellement conduit à rechercher quel est l'agent de la contagion. MM. Capitan et Charrin tentèrent les premiers de ré-soudre ce problème, et dans deux communications faites en 1881 à la Société de biologie, ils exposèrent les résul-tats de leurs recherches sur 13 malades (2). Chez tous ces malades ils constatèrent que la salive et le sang contenaient des micro-organismes de formes toujours identiques, à savoir : de courts bâtonnets longs de 2 à 3 millièmes de millimètre et des microcoques dont ils n'indiquèrent pas les dimensions. Les microcoques aussi bien que les bâtonnets étaient animés de mouvements. L'urine, dans 12 cas, ne renfermait pas de micro-organismes. La culture des microbes dans le bouillon de Lie-

(1) Communication faite à l'Académie de médecine dans la séance du 23 juin 1885.

(2) *Comptes rendus des séances de la Société de biologie*, 1881, t. XXXIII, p. 192 et 358.

big réussit parfaitement, mais l'inoculation aux animaux échoua toujours.

Deux ans plus tard, un interne des hôpitaux de Paris, M. Karth, rapporta dans sa dissertation inaugurale (1) l'observation d'un malade atteint d'une forme grave d'oreillons, et dont la salive, le sang et les urines furent examinés par le professeur Charles Bouchard. La salive et les urines seules contenaient des microbes.

Tel était l'état de nos connaissances sur cette question, lorsque tout récemment il m'a été possible d'examiner, à mon tour, chez trois enfants affectés d'oreillons, les mêmes liquides de l'organisme. C'est le résultat de mes recherches que j'ai l'honneur de soumettre à l'Académie.

Le premier fait a été observé en ville chez un jeune garçon de 11 ans, élève d'une pension de Paris où s'étaient déjà développés deux cas d'oreillons. J'avais soigné cet enfant pour une rougeole au milieu du mois de mars, et il était retourné à la pension le 16 avril.

Le 5 mai suivant, c'est-à-dire vingt jours après sa rentrée, il fut pris dans la soirée d'une forte courbature et le lendemain matin, on s'aperçut qu'il avait la région parotidienne gauche augmentée de volume. Je fus appelé dans la journée et je constatai que ce gonflement s'était étendu à la région sous-maxillaire. A ce moment il n'existait pas de tuméfaction des ganglions sous et rétro-maxillaires ; les dents et le périoste dentaire n'étaient le siège d'aucune douleur.

Le 7, le gonflement s'est accru et la mastication est gênée. A l'angle de la mâchoire, je sens deux ganglions

____

(1) *Etude sur une forme grave d'oreillons.* Paris, 1883.

tuméfiés, mais peu douloureux. Le pouls est à 100 pulsations et la température axillaire à 38°,5. L'inspection de la bouche et de la gorge ne révèle ni rougeur ni gonflement.

Le 11, la région parotidienne droite commence à se prendre ; la gauche, au contraire, a diminué de volume.

Le 12, la tuméfaction a cessé à gauche, tandis qu'à droite elle s'est propagée jusqu'à la région de la glande sous-maxillaire ; de plus, on constate, à l'angle correspondant du maxillaire, un engorgement ganglionnaire semblable à celui du côté opposé.

L'appétit reste bon, le sommeil est calme. Pouls à 90° ; temp. à 38°,8.

Le 15, le gonflement persiste encore à droite.

Il ne survint aucun incident les jours suivants et, le 20, toute trace de gonflement avait disparu.

Chez cet enfant, mon examen n'a porté que sur la salive et les urines et il n'a été fait qu'après un laps de quelques heures. Je dois déclarer en outre que je n'ai pu m'entourer de toutes les précautions antiseptiques généralement recommandées en pareil cas. Mais par contre, comme moyen de contrôle, j'ai soumis parallèlement à un même examen et dans les mêmes conditions, la salive et l'urine de deux enfants de mon service d'hôpital qui n'étaient pas atteints d'oreillons.

Voici d'abord ce que j'ai observé en ce qui concerne le petit malade de la ville à un premier examen fait le 13 mai (7 jours après le début des oreillons) :

1° *Salive*. A l'examen microscopique, on constate un grand nombre de cellules d'épithélium dégénérées, des corpuscules lymphatiques, des bâtonnets, des bactéries très courtes et des microcoques. Ces microcoques apparaissent isolés ou réunis deux à deux, ou bien sous forme de chaînettes de 4 éléments ou de zooglœes. Ils ont à peu près 0^{mm},0005 de diamètre. Quant aux bâtonnets, ils sont identiques, comme dimensions, à ceux qui ont été décrits par MM. Capitan et Charrin (0^{mm},001 à 0^{mm},003), mais ne sont pas animés de mouvements spontanés.

En second lieu, une mince couche de salive est étalée sur une lamelle de verre et desséchée. Elle est plongée ensuite pendant douze heures dans le violet de gentiane, puis lavée à l'alcool jusqu'à ce qu'elle ait perdu toute coloration. On l'examine enfin, après avoir éclairci la préparation avec le baume de Canada, et l'on constate que les cellules épithéliales restent décolorées, tandis que leurs noyaux se colorent notablement ainsi que les bâtonnets et les bactéries. En ce qui concerne les zooglœes, quelques-unes seulement prennent une coloration bleu violet très nette ; les autres restent incolores, de même que les diplocoques et les microcoques isolés.

2° *Urine*. Elle est colorée, limpide, à réaction neutre, elle ne renferme pas trace d'albumine et ne donne aucun dépôt. L'examen microscopique y révèle la présence d'un grand nombre de microcoques de la même grosseur que ceux de la salive. On ne découvre qu'un très petit nombre de microcoques isolés ; presque tous forment des amas ou sont réunis deux à deux (diplocoques). Ces derniers sont animés d'un mouvement assez vif qui cesse dès qu'on ajoute une goutte d'acide nitrique au bord de la lamelle recouvrant la préparation.

Outre les microcoques, nous avons trouvé des bâtonnets et de très courtes bactéries ayant les mêmes dimensions que ceux de la salive, mais moins nombreux.

Ajoutons enfin qu'il n'y avait dans l'urine ni cristaux, ni globules rouges ou blancs du sang. On n'apercevait que de rares débris de cellules épithéliales.

Chez les deux enfants de mon service, les résultats furent différents des précédents. On ne trouva dans la salive aucun bâtonnet. Elle contenait, il est vrai, un certain nombre de micrococoques, mais c'est là un fait à peu près constant, comme on sait, dans la salive normale. Toutes les zooglœes se colorèrent facilement par le violet de gentiane. Chez notre premier malade, nous avons vu, au contraire, qu'une semblable coloration n'avait été observée que sur quelques zooglœes.

L'examen des urines ne fut pas moins significatif. Elles ne présentèrent ni bâtonnets ni micrococoques.

Ces deux séries d'expériences parallèles montrent qu'il existe quelque chose de spécifique dans les oreillons. Ce fait ressort plus nettement encore des recherches que je viens d'avoir l'occasion de faire sur deux jeunes garçons atteints d'oreillons qui se sont présentés le même jour à la consultation de l'hôpital des Enfants-Malades.

Le premier de ces enfants, âgé de 10 ans 1/2, de bonne santé habituelle, demeurait dans une maison où il y avait beaucoup d'enfants, et l'un d'eux, nous a-t-on dit, avait eu les oreillons quelque temps auparavant.

Le 1er juin, ce jeune garçon fut pris d'un gonflement de la région parotidienne gauche, et c'est deux jours après qu'il vint nous consulter. Nous constatâmes qu'il n'avait pas de fièvre. Il accusait seulement une sensation de picotement dans les deux régions parotidiennes. Depuis la veille le côté gauche avait été envahi. La pression occasionnait une certaine douleur, plus accusée à droite qu'à gauche. Le gonflement persista sans changement notable jusqu'au 9 juin. Mais, à partir de ce moment, il alla en diminuant, et, le 13, il avait presque complètement disparu. Il n'y eut pas d'engorgement ganglionnaire.

Le second enfant, âgé de 13 ans 1/2, jouissait également d'une bonne santé lorsque, le 2 juin, il s'aperçut que sa joue droite était un peu gonflée. Il y sentait par moments des picotements et c'est ce qui l'avait porté à se regarder dans une glace.

Le 3 juin, jour où il vint nous voir, nous avons constaté chez lui un gonflement de la région parotidienne droite sans lésion locale qui pût l'expliquer.

La muqueuse buccale n'était point injectée ; les amygdales étaient augmentées de volume, mais il s'agissait là, au dire du malade, d'une lésion ancienne. Aucun engorgement ganglionnaire sous-maxillaire. Pouls à 90. T. 37°, 4.

Le 8 juin, le côté gauche fut envahi, et le lendemain nous reconnûmes la présence d'un léger engorgement ganglionnaire à chaque angle de la mâchoire. Le 13, le gonflement avait disparu à gauche ; c'est à peine si on l'apercevait à droite.

Chez ces deux malades, l'examen de la salive, du sang et des urines fut fait trois fois, en prenant les précautions d'usage (flambage des instruments, etc.).

Aux deux premiers examens, les 4 et 9 juin, nous avons constaté dans les trois liquides de l'organisme, mais en moins grand nombre que chez notre malade de la ville, des microcoques, des diplocoques et des bactéries très courtes, animés de mouvements propres. Dans la salive nous avons trouvé, en outre, des zooglœes tout à fait semblables à celles de notre premier cas. Un dernier examen fut fait le 13.

Chez l'enfant de 10 ans, on trouva dans la salive les mêmes éléments que précédemment, mais dans une moindre proportion. Le sang et les urines ne contenaient plus de microcoques ni de bactéries.

Chez l'enfant de 13 ans, on constata aussi la présence des mêmes éléments que dans les examens précédents, mais en quantité moindre. Le sang présentait encore quelques rares bactéries et microcoques, mais il fut impossible d'en découvrir aucun dans les urines, malgré 5 ou 6 observations (1).

La planche hors texte qui accompagne ce volume est^t la reproduction des meilleures préparations faites avec la salive, le sang et les urines de nos trois malades. Je ne saurais trop remercier M. Zinovieff, externe de mon service, qui a bien voulu se charger d'exécuter le dessin et m'a secondé dans les nombreux examens qu'a exigés ce travail.

En résumé, nous avons trouvé dans la salive et le sang de deux enfants atteints d'oreillons les micro-organismes signalés par MM. Capitan et Charrin, à savoir des micro-coques et des bâtonnets de dimensions déterminées et toujours identiques.

De plus que ces observateurs distingués nous avons, chez nos trois malades, retrouvé dans l'urine les mêmes micro-organismes. Ce dernier résultat n'a rien qui doive

---

(1) Un quatrième examen, fait le 24 juin, a permis de constater la disparition complète des bâtonnets et des microcoques dans le sang des deux malades, qui, depuis dix jours ne présentaient plus de gonflement parotidien.

surprendre, puisque le sang contenait de ces micro-
organismes.

Sans doute, il manque à ces recherches la sanction de
la preuve expérimentale : la culture des microbes et la
reproduction chez l'animal de la tuméfaction de la région
parotidienne à la suite de l'injection des produits de culture. Des essais ont été tentés sans succès par MM. Capitan et Charrin. Mais, ainsi que le fait justement remar-
« quer le Dr Karth, « on ne connait pas d'animal suscep-
« tible d'avoir spontanément une affection analogue aux
« oreillons. Il n'est donc pas étonnant qu'on n'ait pas
« encore trouvé moyen de les provoquer chez eux artifi-
« ciellement. Peut-être trouvera-t-on un jour une espèce
« animale capable de contracter les oreillons par voie
« d'inoculation » (1).

Quoi qu'il en soit, le fait de l'existence très probable,
sinon certaine, d'un agent infectieux dans l'affection
ourlienne, doit modifier profondément nos idées sur la
nature de cette affection à propos de laquelle on a tant
discuté depuis des siècles.

Au lieu de voir dans les oreillons l'effet d'un simple
refroidissement, une manifestation de la diathèse rhuma-
tismale ou encore la propagation d'une phlegmasie de la
bouche, etc..., n'est-il pas plus conforme à l'observation
de les considérer comme une maladie infectieuse engen-
drée par un agent spécifique, et pouvant se propager par
la diffusion de cet agent ?

Il y a déjà longtemps que des observateurs éminents,
s'appuyant sur les analogies cliniques (contagiosité, na-

____

(1) Thèse citée, p. 83.

ture épidémique et immunité ultérieure), avaient assimilé les oreillons aux maladies infectieuses et en particulier aux fièvres éruptives, mais cette assimilation avait été faite pour ainsi dire d'intuition.

Aujourd'hui la réalité des faits a succédé à l'hypothèse, et, malgré des lacunes que je suis le premier à reconnaître, il me semble qu'il est permis, sans être accusé de témérité, de concevoir une pathogénie nouvelle de l'affection ourlienne.

Le contage, quelle que soit son origine, ne peut guère s'introduire dans l'économie que par les deux voies suivantes :

Ou bien, comme dans la plupart des maladies infectieuses, il pénètre dans le sang par les voies aériennes (lymphatiques ou vaisseaux sanguins) et de là est porté dans tout l'organisme, — et dans ce cas le gonflement parotidien ou périparotidien ne serait qu'une localisation de la maladie générale, au même titre que, par exemple, dans la fièvre typhoïde, les follicules lymphatiques et les plaques de Peyer ; — ou bien il arrive aux glandes salivaires par leurs canaux excréteurs, les envahit, y pullule et produit d'abord une affection locale, laquelle devient à son tour le point de départ d'une infection générale.

Dans l'une et l'autre hypothèse on comprend facilement l'existence d'une période d'incubation qui pourra varier suivant le nombre des microbes ou la résistance du sujet.

Deux de nos petits malades ont présenté une particularité, déjà signalée par plusieurs observateurs, particularité qui plaide en faveur de la seconde hypothèse, c'est l'adénopathie sous-maxillaire consécutive au gonflement de la région parotidienne, et qui est probablement due à la pénétration des microbes dans le système lymphatique.

La théorie infectieuse des oreillons permet, il me semble, d'expliquer bien des symptômes dont il était autrefois impossible de saisir le mode de production.

Tout d'abord, il est clair que si cette théorie est vraie, l'intensité des symptômes doit varier avec le plus ou moins grand nombre de micro-organismes qui se sont développés dans l'économie et avec leur action nocive plus ou moins grande. L'influence de ces deux facteurs nous explique en outre comment certains symptômes (pris autrefois pour des complications) peuvent se développer dans un cas et non dans un autre. Ainsi, pour ne citer que quelques exemples, rappelons ce qu'on a dit au sujet de l'inflammation des testicules, des ovaires ou des mamelles. On a d'abord cherché à expliquer la production de ces prétendues complications par une *métastase*, c'est-à-dire le transport du poison non totalement détruit dans la parotide, sur les organes que je viens de citer. Plus tard on a invoqué une sorte de sympathie entre la parotide et ces mêmes organes. Cette sympathie ou, pour parler un langage plus scientifique, cette solidarité, existe réellement : elle est démontrée par la physiologie et la clinique. Par la physiologie : qui ne sait que la salivation et la sécrétion du sperme peuvent augmenter sous l'influence des mêmes excitations ? Par la clinique : n'est-il pas démontré que la grossesse, la menstruation ou l'âge critique provoquent quelquefois une hypersécrétion salivaire ? Mais une telle solidarité ne suffit pas pour expliquer la participation des testicules, des ovaires ou des mamelles au processus morbide. Il y a une autre cause. Si ces organes sont atteints, cela tient probablement à la proportion des microbes et à l'intensité de leur action nocive. En somme, il ne faut voir dans leur participation au processus ourlien qu'une nouvelle manifestation de la maladie générale ou, si l'on préfère, une localisation secondaire.

A l'appui de ce que j'avance, je rappellerai un fait constaté par tous les cliniciens, c'est que l'orchite et la mammite ourlienne ne s'observent pas, pour ainsi dire, chez les enfants. Cette espèce d'immunité n'a rien qui doive nous surprendre : les testicules, les mamelles n'ont pas acquis encore leur développement ; par conséquent il s'agit, suivant toute probabilité, d'une simple affaire d'irrigation sanguine. Il arrive moins de sang à ces organes, moins de microbes aussi, d'où leur moindre réaction.

L'albuminurie qui s'observe quelquefois dans l'affection ourlienne s'explique facilement par la théorie parasitaire. L'élimination des micro-organismes contenus dans le sang se fait par l'urine, puisqu'on les y a retrouvés. Si cette élimination est trop considérable, elle peut avoir pour conséquence une inflammation des reins ou la production d'infarctus dans ces organes et partant, donner naissance à une albuminurie.

Il serait possible, ce me semble, de donner une interprétation rationnelle de la plupart des symptômes ou des prétendues complications des oreillons. Mais je craindrais d'abuser de la patience de l'Académie en insistant sur ce point de pathogénie, et je me hâte de revenir à l'objet principal de cette communication, le caractère contagieux des oreillons.

Ce caractère, qui n'existerait pas lui-même sans la présence d'un agent spécifique diffusible et transmissible, nous a déjà expliqué la possibilité des localisations multiples chez le même individu ; il nous expliquera également le mode de propagation habituelle des épidémies.

Lorsque les anciennes théories relatives à l'action du froid, du froid humide surtout, étaient seules admises, il restait un point assez obscur pour qu'on ne pût, malgré toutes les subtilités hypothétiques auxquelles on avait recours, l'éclairer d'une façon satisfaisante pour tout le monde.

Les épidémies d'oreillons se développent par propagation successive, presque jamais on ne voit tous les sujets habitant un même milieu simultanément atteints ; pourtant tous sont exposés aux mêmes causes externes, tous ressentent aux mêmes heures l'impression du froid humide. La raison véritable de cette anomalie c'est qu'on n'aurait jamais d'épidémies si des causes thermiques et atmosphériques étaient seules en jeu ; ce sont de simples circonstances adjuvantes. La cause vraie et unique, c'est l'arrivée, dans un milieu sain, d'un individu atteint d'oreillons qui transmet son affection à ses voisins ; de telle sorte que, comme dans toutes les maladies contagieuses, la propagation est régulière et successive. Quelle conséquence doit-on tirer au point de vue de l'hygiène ? Une seule, celle que le bon sens et l'expérience indiquent : il faut diminuer le danger de la contagion, et par conséquent *isoler*. On a dit à cela que les complications étant moins fréquentes dans l'enfance qu'à un autre âge de la vie, il était préférable de laisser les épidémies d'oreillons se développer à leur aise chez les enfants, de ne prendre, pour les combattre, aucune mesure prophylactique. Ce serait un mode particulier de vaccination qu'on pourrait appeler la vaccination contemplative. Nous ne verrions point d'objections s'il était possible de prévoir à l'avance, quand un foyer est créé, à quels individus se limitera exactement l'épidémie. Puis, comment prouver que ces enfants qu'on a laissés exposés de gaieté de cœur à la contagion auraient dû être fatalement touchés à une époque ou à une autre de l'âge adulte.

Les oreillons sont toujours une maladie, sinon grave, du moins ennuyeuse, causant une perte de temps et suivie souvent d'accidents anémiques plus ou moins sérieux. On dit bien que, si au lieu d'être touchés à six ans, les sujets le sont à vingt ans, ils perdront parfois autre chose que du temps. Est-il donc indispensable qu'ils soient touchés ?

Les oreillons sont, quoi qu'on en dise, un accident, un épisode morbide de la vie. Le rôle du médecin est d'employer pour les prévenir tous les moyens dont il dispose.

Continuons donc à isoler nos petits malades, non pas seulement tant que la fluxion parotidienne persiste, mais encore après elle ; car l'urine et la salive contiennent des éléments spécifiques pendant un certain temps après la disparition des symptômes morbides.

DE LA TUBERCULOSE A PARIS
ET SA PROPHYLAXIE (1)

MONSIEUR LE PRÉFET, un rapport de la Commission des logements insalubres vous avisait récemment que dans un appartement habité par la famille Racine, rue du Faubourg-Saint-Honoré, 161, plusieurs personnes étaient successivement mortes de tuberculose. Vous m'avez alors chargé de rechercher si les faits relatés dans ce document étaient réellement des cas de tuberculose développés par contagion, et s'il y avait lieu de prendre des mesures de précaution dans l'intérêt de la santé publique. J'ai l'honneur de vous soumettre le résultat de l'enquête à laquelle je me suis livré à ce sujet.

La famille Racine comprenait huit personnes : le père, la mère et six enfants. Depuis quatre ans, elle habitait l'appartement dont il est question, appartement qui donne sur une cour étroite, et est composé de deux petites pièces à plafond peu élevé. Dans l'une de ces pièces couchaient le père, la mère et deux enfants, le plus jeune et l'aîné; l'autre pièce servait tour à tour de cuisine et de salle à manger pour tout le monde, puis de chambre à coucher pour les quatre autres enfants.

---

(1) Ce rapport adressé à M. le Préfet de police, président du Conseil d'hygiène publique et de salubrité du département de la Seine a été lu dans la séance du 20 novembre 1885.

Toute cette famille était de souche robuste, et, d'après ce qui m'a été affirmé, elle ne paraît pas avoir compté de phtisiques parmi ses ascendants. J'ajouterai qu'avant son arrivée dans le faubourg Saint-Honoré. aucun de ses membres n'avait eu de maladie sérieuse. Or, dans l'espace de cinq mois, trois d'entre eux ont successivement succombé à la tuberculose. Les circonstances dans lesquelles sont survenus ces décès méritent d'être signalées d'une façon particulière.

L'aîné des enfants fut placé, à l'âge de treize ans, comme valet de chambre chez un officier supérieur de l'armée de Paris. Au bout de quatre ans, vers la fin de 1881, ne voulant pas suivre son maître en province, il entra en qualité de caissier dans une pharmacie du faubourg Saint-Honoré, située non loin de la nouvelle habitation de sa famille. A la vie active qu'il avait menée jusqu'alors succéda une vie absolument sédentaire ; il était obligé de rester dans un air confiné de 7 heures du matin à 9 heures du soir. Sa santé qui, jusqu'à ce moment, avait toujours été bonne, commença, au bout d'une année, à décliner un peu et, à partir du mois de mai 1883, il sentit ses forces décroître sensiblement, fut pris de toux, eut quelques crachements de sang et dut rentrer dans sa famille. Le 16 janvier dernier, il succombait avec tous les signes d'une phtisie pulmonaire arrivée à la dernière période.

Ce jeune homme avait mené une vie très régulière ; il était tout dévoué à sa famille, à laquelle il consacrait ses instants de liberté. Un détail important à rappeler, c'est qu'il avait toujours couché dans la même chambre que son père, sa mère et son plus jeune frère, un bébé de dix-huit mois.

Or, la mère, qui n'avait pas quitté le chevet de son fils, ne tarda pas (elle avait joui jusque-là d'une excellente santé) à tousser, à maigrir et à cracher le sang ; bientôt elle dut prendre le lit à son tour, et, le 13 mai suivant, elle succombait à la même maladie.

Quant au bébé, il ne survécut pas longtemps ; il fut emporté, sept jours après la mort de sa mère, par une méningite tuberculeuse contractée vraisemblablement dans ce milieu infectieux.

Ainsi, sur quatre personnes qui couchaient dans une même chambre, trois ont succombé à la même affection, la tuberculose. La quatrième, le père, survit seule. Il ne paraît pas menacé pour le moment, mais cette immunité tient, peut-être au métier qu'il fait : il est marchand des quatre saisons et vit en plein air toute la journée. En ce qui concerne les autres enfants qui couchaient dans la seconde chambre, ils paraissent avoir échappé à l'infection.

En présence de cette succession de décès survenus dans des conditions identiques, sous l'influence d'une tuberculose des poumons ou des méninges, il est impossible de ne pas admettre l'influence de la contagion. L'aîné des enfants a vraisemblablement apporté la tuberculose dans sa famille et l'a transmise à sa mère et à son petit frère par l'intermédiaire des voies respiratoires (air expiré ou parcelles de crachats desséchés). Je partage donc l'opinion des membres de la Commission des logements insalubres qui ont vu dans ces faits « des cas de contagion probables, dignes de fixer l'attention du Conseil d'hygiène et de salubrité ».

Dans ces conditions, il était évidemment nécessaire de

prendre des mesures de précaution. La famille Racine est allée habiter une autre maison, et son ancien appartement a dû être lavé avec soin, repeint et tapissé de papiers neufs.

Les faits semblables à ceux que je viens de rapporter ne sont malheureusement point rares à Paris. La tuberculose s'y développe encore de beaucoup d'autres manières. Nous vivons avec elle sans le moindre souci des ravages qu'elle fait parmi nous, sans prendre aucune précaution pour nous en garantir; elle ne cause pas de panique comme le choléra parce qu'elle frappe à bas bruit, lentement, et cependant elle fait de bien plus nombreuses victimes que cette maladie : elle tue chaque année, à Paris, plus de 10,000 individus! La question de la tuberculose intéresse donc au plus haut degré l'hygiène publique.

On peut dire, du reste, qu'il est en hygiène comme en politique des questions qui, à un moment donné, s'imposent à l'attention de tout le monde. Tant qu'elles n'ont pas été suffisamment étudiées, qu'elle ne sont, pour ainsi dire, pas mûres, on les néglige volontiers ou, du moins, on en parle peu; mais dès que la lumière commence à se faire sur elles, il paraît opportun, urgent même, de s'en occuper. Tel est le cas pour la tuberculose.

L'histoire de cette affection présente des points qui sont encore l'objet de nombreuses discussions. Ces points doivent être momentanément laissés de côté, mais il en est d'autres qui sont définitivement acquis à la science et qui peuvent, dès maintenant, permettre d'aborder avec fruit, au point de vue de l'hygiène publique, l'étude des causes et de la prophylaxie de la tuberculose à Paris. Je crois donc remplir un devoir en ·portant cette grave question devant le Conseil d'hygiène et de salubrité du département de la Seine.

I

Si l'on consulte les documents publiés par Trébuchet (1) sur· la mortalité de Paris, on voit que la phtisie pulmonaire entre pour une grande part dans cette mortalité. Ainsi, sur 266,531 décès survenus par maladies de 1839 à 1850 inclusivement, 50,293 furent dus à la phtisie. Il résulte encore des mêmes documents que la phtisie pulmonaire occupe de beaucoup le premier rang de la mortalité.

Mais, pour avoir sur ce sujet des renseignements précis et publiés régulièrement chaque année, il faut arriver à l'année 1866, époque à laquelle fut fondé le *Bulletin de statistique municipale*, recueil qui fut continué jusqu'à l'année 1879 inclusivement. Il fut alors remplacé par le *Bulletin hebdomadaire de statistique municipale*, que dirige avec un si grand soin M. le docteur Jacques Bertillon.

J'ai mis à contribution ces précieuses sources de renseignements, et dans deux tableaux (A et B) j'ai donné la mortalité de chaque année par phtisie pulmonaire. Malheureusement, les deux statistiques présentent quelques différences dans leur division des périodes de la vie.

(1) TRÉBUCHET. *Annales d'hygiène publique*, t, XLII, p. 350; XLIII, p, 5; XLIV, p. 11 et 322; XLV, p. 336; et BOUDIN. *Traité de géographie et de statistique médicales*, 1857, t, II, p. 254.

En ce qui concerne les décès de quinze à soixante ans, la première (A) les répartit entre 15 et 25, 25 et 40, 40 et 60 ; la seconde (B) seulement entre 15 et 35, 35 et 60 ans. Comme il n'est pas possible de corriger cette divergence, je donne chacune des deux statistiques avec leurs divisions propres. En outre, dans le but de rendre leurs résultats plus facilement comparables, j'ai réuni dans un seul groupe — de la naissance à la cinquième année — les décès que M. le Dr Bertillon avait classés de la manière suivante : de 1 jour à 3 mois, de 3 mois à 1 an, de 1 à 2 ans et de 2 à 5 ans.

La phtisie pulmonaire n'est pas la seule manifestation de la tuberculose. Cette maladie peut atteindre aussi, comme on sait, d'autres parties du corps : les méninges, le péritoine, l'intestin, les organes génito-urinaires, les ganglions lymphatiques et même les os et les articulations. Il faudrait donc, pour étudier complètement la mortalité parisienne par la tuberculose, comprendre dans une seule statistique toutes ces manifestations. Malheureusement les documents font défaut, ou plutôt on n'en trouve que de très incomplets. Ce n'est, en effet, qu'à partir de l'année 1881 que figure, sur le *Bulletin hebdomadaire de statistique municipale*, à côté de la phtisie pulmonaire, un autre groupe portant cette dénomination vague : *autres tuberculoses*. En outre, il est à remarquer que, sous la rubrique *méningites*, on a dû certainement ranger un certain nombre de méningites tuberculeuses qu'il aurait fallu joindre aux autres manifestations de la tuberculose.

Quoi qu'il en soit, et malgré les lacunes que je viens de signaler, les chiffres suivants, relatifs seulement à la

Mortalité par phtisie pulmonaire à Paris, de 1866 à 1884

A. — De 1866 à 1879, d'après le Bulletin de statistique municipale

ANNÉES	POPULATION	MORTALITÉ de l'année (PHTISIE comprise)	Mortalité par PHTISIE	1 JOUR à 5 ANS	5 ANS à 15 ANS	15 ANS à 25 ANS	15 ANS à 40 ANS	40 ANS à 60 ANS	60 ANS et AU-DESS.	Proportion pour 1000 hab.	RAPPORT des décès PAR PHTISIE à tous les décès de l'année
1866	1.696.141	47.723	7.743	402	244	1.699	2.825	2.029	345	4.564	6.151
1867	1.825.274	43.415	8.269	403	263	1.747	3.531	2.204	353	4.531	5.250
1868	»	45.860	8.427	330	236	1.660	3.461	2.416	349	4.617	5.466
1869	»	45.872	8.501	340	221	1.635	3.664	2.328	393	4.657	5.396
1870	»	73.563	11.691	429	322	1.931	4.452	3.124	463	6.405	6.292
1871	»	86 763	11.900	590	539	2.571	4.669	3.025	496	6.519	7.287
1872	»	39 650	7.436	253	218	1.454	3.153	2.093	267	4.074	5.332
1873	1.851.972	41.732	7.919	260	188	1.497	3.416	2.252	306	4.278	5.270
1874	»	40.759	7.474	168	161	1.297	3.335	2.198	315	4.038	·5.454
1875	»	45.544	8.010	180	174	1.579	3.390	2.302	385	4.327	5.686
1876	»	48.579	8.532	215	189	1.678	3.723	2.387	342	4.605	5.693
1877	1.988.806	47.509	8.246	191	184	1.426	3.630	2.358	337	4.146	5.776
1878	»	47.851	8.479	169	226	1.543	3.606	2 475	350	4.262	5.643
1879	»	48.369	8.528	186	187	1.054	3.618	2.436	357	4.269	5.660

B. — *De 1880 à 1884 d'après le* Bulletin hebdomadaire de statistique municipale.

ANNÉES	POPULATION	MORTALITÉ de l'année PHTISIE comprise	MORTALITÉ par PHTISIE	1 JOUR à 5 ANS	5 ANS à 15 ANS	15 ANS à 35 ANS	35 ANS à 60 ANS	60 ANS et AU-DESS.	PROPORTION pour 1,000 hab.	RAPPORT des décès par PHTISIE à tous les décès de l'année
1880..........	»	57.125	8.234	La division par âge n'a pu être faite pour cette année, faute de renseignements suffisants.					4.564	6.151
1881..........	2.239.228	58.163	9.573	209	217	4.583	4.138	446	4.599	6.359
1882..........	»	58.702	10.129	599	803	3.787	4.071	869	4.650	5.795
1883..........	»	57.624	10.804	249	809	4.449	4.828	469	4.822	5.334
1884..........	»	56.626	10.619	331	597	4.471	4.582	638	4.740	5.332

phtisie pulmonaire, sont bien suffisants, il me semble, pour montrer, au moins d'une manière approximative, combien la tuberculose a fait, depuis près de vingt ans, de victimes à Paris.

Ces tableaux mettent en relief plusieurs faits importants. D'abord, ils montrent qu'à Paris, dans l'espace de dix-neuf ans, 170,514 individus ont succombé à la phtisie pulmonaire et que, par conséquent, pour un siècle, le chiffre des décès s'élèverait à 902,507.

Il semblerait, en outre, d'après les mêmes tableaux, que le chiffre de la mortalité s'accroît chaque année d'une manière notable. En effet, ce chiffre, étant de 7,743 en 1866, s'élève à 8,010 en 1875, puis à 9,573 en 1881, et enfin à 10,619 en 1884. Mais une augmentation annuelle aussi prononcée n'est qu'apparente et n'a rien qui doive nous surprendre ; on peut dire qu'elle est à peu près en proportion directe de celle de la population.

Pour déterminer s'il y a réellement progression chaque année, dans la mortalité par une maladie quelconque, il faut rapporter cette mortalité à un nombre déterminé d'habitants, toujours le même, 1,000, par exemple, et comparer les résultats ainsi obtenus. Or, en procédant ainsi pour la phtisie, on constate une progression réelle, mais bien plus faible qu'on aurait pu le croire au premier abord, puisque de 1866 à 1884, c'est-à-dire dans une période de dix-neuf ans, elle n'a été que de 0.196. Et encore cette augmentation n'a pas été continue, elle a même présenté certaines oscillations qui paraissent singulières. Quelques-unes toutefois peuvent, ce me semble, s'expliquer assez aisément. Ainsi, nous voyons que la proportion pour 1,000 des individus morts de

phtisie pulmonaire a été de 6,403 en 1870 et de 6,519 en 1871, puis de 4,074 en 1872. Cet accroissement suivi d'une diminution tient vraisemblablement aux misères de *l'année terrible* qui enlevèrent un si grand nombre de sujets débiles. Durant cette année, il mourut tant de phtisiques qu'en 1872 le contingent annuel fourni par ces malheureux se trouva diminué.

Quoi qu'il en soit de ces oscillations, on peut dire cependant que depuis 1880 la mortalité par phtisie tend à augmenter d'une manière assez sensible, à en juger par les chiffres de nos tableaux. En effet, de 4,269 pour 1,000 en 1879, nous la voyons s'élever successivement pour les années suivantes à 4,564, 4,599, 4,650, 4,822. Il est vrai qu'elle revint à 4,740 en 1884, mais cette diminution est fort légère.

La tuberculose n'est pas une maladie qui date d'hier. Elle a probablement toujours existé en Europe. Toujours aussi elle y a trouvé et y trouve encore des conditions et un terrain propres à son développement. Nous ne devons donc point nous étonner du chiffre élevé des décès qu'elle occasionne à Paris. Il suffit qu'elle existe pour que nous songions à provoquer des mesures énergiques contre sa diffusion.

Je ferai encore remarquer que les tableaux précédents confirment un fait déjà signalé par les auteurs, à savoir, que, annuellement, la phtisie fournit environ le cinquième des décès parisiens. Nous voyons toutefois les années 1870 et 1871 en donner seulement, la première le sixième, la seconde à peu près le septième. C'est là un fait qui surprend au premier abord et paraît en contradiction avec ce que nous avons dit quelques lignes plus haut.

Cependant, si le nombre des individus qui, ces deux années-là, ont succombé à la phtisie semble inférieur à celui des années précédentes ou suivantes par rapport au chiffre total des décès, cela résulte de l'augmentation considérable de la mortalité à Paris pendant le siège et la Commune, sous l'influence, d'une part, des privations que dut endurer la population parisienne, et, d'autre part, de la variole qui enleva chaque semaine plus de cinq cents personnes.

En somme, le nombre annuel des victimes de la phtisie à Paris est toujours élevé ; il paraît même subir une augmentation légère. Aujourd'hui que la spécificité de la phtisie n'est plus mise en doute, on est conduit à l'idée, qu'indépendamment des conditions individuelles, il existe des conditions intrinsèques qu'il serait peut-être possible de modifier ou de neutraliser en partie ; c'est d'elles que nous nous occuperons dans le chapitre qui va suivre.

II

Comme on vient de le voir, la phtisie est très meurtrière à Paris, puisque, depuis 1882, elle fait chaque. année plus de 10,000 victimes, et que, de 1866 à 1884, elle a causé la mort de 170,514 individus. N'y a-t-il donc rien à tenter contre une pareille mortalité, non pas, bien entendu, au point de vue du traitement médical, mais au point de vue de la prophylaxie ? Pendant longtemps la réponse à cette question ne pouvait être que négative, parce qu'on ignorait les causes de la phtisie. L'étude des causes, disait en 1843 un des hommes qui, après Laënnec, a le mieux décrit l'évolution anatomique et clinique de la phtisie, le docteur Louis, l'étude des causes « est le point le plus important de l'histoire de cette maladie, et malheureusement le moins bien étudié jusqu'ici. Non certes que les assertions manquent au sujet des causes qui disposent de longue main à la phtisie, ou qui en décident l'explosion ; mais les faits constatés rigoureusement, ceux qui peuvent servir à l'avancement de la science, manquent sur presque tous les points ; et, dans le petit nombre de conclusions que je pourrai tirer de ceux que j'ai recueillis moi-même, je trouverai plutôt matière à combattre l'erreur qu'à établir la vérité » (1).

Vingt-deux ans plus tard, en 1865, un des élèves de Louis, le professeur Grisolle, constatait encore que la science en était toujours au même point relativement à l'étiologie de la phtisie. « On peut dire, écrit-il, que malgré les efforts louables tentés par nos contemporains, la plupart des questions sont encore à résoudre, et la science possède sur ce sujet bien moins de faits rigoureusement observés que d'assertions qui attendent encore leurs preuves » (2).

Cette même année ouvre l'ère des connaissances précises sur l'étiologie de la phtisie, c'est-à-dire de la tuberculose.

Le 5 janvier 1865, M. Villemin annonce à l'Académie de médecine qu'il a pu inoculer la matière tuberculeuse à

---

(1) Louis (P.-A.-C.). *Recherches anatomiques, pathologiques et thérapeutiques sur la phtisie.* Paris, 2ᵉ édit., p. 574-575.

(2) Grisolle (A.). *Traité de pathologie interne*, 9ᵉ édit., t. II, p. 545.

des animaux, et que partant la tuberculose est une maladie virulente et contagieuse.

Dix-sept ans après, Koch, appliquant avec rigueur la méthode des cultures créée par M. Pasteur, complète l'œuvre de notre illustre compatriote et découvre l'agent infectieux de la tuberculose, le *bacille*, qui désormais portera son nom (1).

Ces deux grandes découvertes ont amené une véritable révolution dans l'étiologie de la tuberculose. Elles ont apporté la lumière là ou régnait la plus complète obscurité. Grâce à elles nous comprenons enfin comment agissant certaines causes invoquées depuis des siècles et dont le mode d'action nous avait toujours échappé ; grâce à elles aussi, nous pouvons espérer que, mieux éclairés sur la véritable origine du mal, nous parviendrons peut-être à le restreindre, sinon à le faire disparaître tout à fait.

Je ne puis évidemment, dans un rapport de ce genre, entreprendre l'étude complète des causes que l'on a invoquées depuis longtemps et que l'on invoquait récemment encore pour expliquer le développement de la tubercu-

(1) Koch. *Die Etiologie der Tuberculose (nach einem in der physiologischen Gesellschaft zu Berlin am 24ten marz gehaltenen Vortrage).* Berl. Klin, Woch., 1882, n° 15, p. 220. La clinique n'a pas tardé à mettre à profit la découverte de Koch. En France. M. le professeur Germain Sée a particulièrement insisté sur l'importance de cette découverte au point de vue du diagnostic des affections chroniques des poumons. *Du diagnostic des phtisies pulmonaires douteuses par la présence des bacilles dans les crachats (in Bull. de l'Acad. de Méd.,* 1883, p. 1396) et *La phtisie bacillaire des poumons,* 1884. — Consulter aussi : Debove. *Leçons sur la phtisie (Progrès médical,* 1883). — Cochez. *De la recherche du bacille de la tuberculose dans les produits d'expectoration.* Th. de doct., 1884.

lose. Cette étiologie, du reste, à part ce qui a trait à l'hérédité, était pour ainsi dire banale ou impossible à comprendre. Ce ne fut que le jour où la contagiosité de la phtisie fut démontrée que l'on saisit la valeur réelle des causes dites prédisposantes ou occasionnelles, telles que la misère, les excès de toutes sortes, le défaut d'aération ou d'exercice musculaire, les refroidissements, etc., qui n'agissent en réalité qu'en favorisant les manifestations de l'hérédité ou en rendant l'économie plus apte à recevoir le contage infectieux.

Ce sont là, en effet, les deux grands facteurs, surtout le second, qui dominent toute l'étiologie de la tuberculose ; c'est sur eux que je demande la permission d'appeler pendant quelques instants l'attention du Conseil.

L'hérédité de la tuberculose n'est plus à démontrer aujourd'hui. Des milliers de faits bien observés l'ont mise hors de toute contestation, et c'est vraiment vouloir fermer les yeux à l'évidence que d'en nier la réalité sous prétexte que la vie en commun, facilitant la contagion, suffit à elle seule pour l'expliquer. Quel est le médecin, en effet, qui n'a pas vu succomber à la tuberculose, au milieu de conditions hygiéniques satisfaisantes, sans qu'il ait été possible d'invoquer aucune cause appréciable, des individus marqués au sceau de l'hérédité, ayant quitté leur famille de bonne heure et dont la santé s'était maintenue excellente pendant de longues années ! (1)

---

(1) L'hérédité de la tuberculose semble exister chez les animaux domestiques, surtout les bovidés, aussi bien que chez l'homme. Un certain nombre d'observations, en apparence concluantes, ont été rapportées par différents auteurs ; mais, ainsi que le fait justement remarquer M. H. Bouley, dans ses *Leçons de pathologie comparée* (1884, p. 335),

Mais ce que nous ne connaissons pas encore, c'est l'essence même de l'hérédité. Consiste-t-elle en la transmission de propriétés individuelles spéciales, favorisant à un moment donné l'infection par les germes de la tuberculose introduits dans l'économie, ou bien n'est-elle pas simplement la conséquence de la transmission directe de ces germes, arrivés ou non à leur complet développement, et pouvant sommeiller pour ainsi dire un temps quelquefois très long ?

En d'autres termes, naît-on tuberculeux ou seulement tuberculisable ? (1)

Au reste, nous n'avons point à discuter ici cette question, sans doute fort intéressante, mais qui relève exclusivement de la pathologie générale. Ce qu'il nous importe de retenir, c'est que la tuberculose est bien réellement

cette question, qui aurait pu être complètement résolue par l'expérimentation, ne l'a pas encore été jusqu'à ce jour.

(1) Consulter sur ce sujet l'intéressant chapitre que M. le professeur Peter consacre à l'hérédité tuberculeuse dans ses *Leçons de clinique médicale*, t. II, p. 157; l'article *Phtisie* par M. Hanot (Nouv. dict. de méd. et de chir. pratiques, 1879, t. 27, p. 473), et le récent mémoire de MM. L. Landouzy et H. Martin : Faits cliniques et expérimentaux pour servir à l'histoire de l'hérédité de la tuberculose (*Revue de médecine*, 1883, t. III, p. 1014). Voir aussi : Baumgarten. *Ueber die Wege der tuberculösen Infection* (*Zeitschrift für die klinische Medicin*, 1884, t. VI, n° 1). Ce dernier auteur admet que les bacilles isolés peuvent se transmettre des parents aux enfants ; mais, au milieu des tissus en voie de formation, ils ne trouvent pas de terrain propre à leur développement. Ils se déposeraient dans la moelle osseuse ou les ganglions lymphatiques. Plus tard, seulement, ils se développeraient et feraient éclater la tuberculose. Baumgarten compare la tuberculose aux manifestations tardives de la syphilis héréditaire et, suivant lui, la tuberculose héréditaire tardive serait la règle, à l'inverse de ce qu'on observe pour la syphilis. La tuberculose héréditaire se manifestant immédiatement après la naissance ou dans le cours de la première année serait l'exception.

héréditaire. Par conséquent, notre principale préoccupation doit être de rechercher s'il est possible de diminuer les effets de cette redoutable propriété.

L'autre cause de la tuberculose, la contagion, a été pendant longtemps soupçonnée, mais jamais rigoureusement démontrée. Tour à tour admise et rejetée par les médecins des siècles passés, elle est restée cependant à l'état de croyance populaire dans un grand nombre de pays, surtout les pays méridionaux, l'Italie, le midi de la France et l'Espagne. Un de nos grands écrivains, George Sand, nous fournit dans sa *Correspondance* une curieuse preuve de cette croyance (1). Elle voyageait en Espagne, dans le courant de l'année 1839, avec Chopin déjà atteint de la maladie (phtisie pulmonaire) qui devait l'emporter dix ans plus tard et venait de s'établir à Mayorque. « Au bout d'un mois, écrit-elle, le pauvre Chopin, qui, depuis Paris, allait toujours toussant, tomba plus malade et nous fîmes appeler un médecin, deux médecins, trois médecins, tous plus ânes les uns que les autres, et qui allèrent répandre, dans l'île, la nouvelle que le malade était poitrinaire au dernier degré. Sur ce, grande épouvante ! La phtisie est rare dans ces climats et passe pour contagieuse. Joignez à cela l'égoïsme, la lâcheté, l'insensibilité et la mauvaise foi des habitants. Nous fûmes regardés comme des pestiférés, de plus, comme des païens, car nous n'allions pas à la messe. Le propriétaire de la petite maison que nous avions louée nous mit brutalement à la porte et voulut nous intenter un procès, pour nous forcer à recrépir sa maison infectée par la

____

(1) GEORGE SAND. *Correspondance*, 1883, t. II, p. 129 et 133.

contagion. La jurisprudence indigène nous eût plumés comme des poulets ». Les tribulations des deux voyageurs recommencèrent à Barcelone. Au moment où ils quittaient l'auberge dans laquelle ils étaient descendus, l'hôte voulut leur faire payer le lit où Chopin avait couché, sous prétexte qu'il était infecté et que la police lui ordonnait de le brûler.

Il est vraiment étonnant que la nature contagieuse d'une maladie aussi commune, aussi répandue que la phtisie pulmonaire, n'ait pas été définitivement établie plus tôt. Toutefois, ce qui peut expliquer jusqu'à un certain point l'hésitation des médecins, c'est la lenteur avec laquelle, en général, s'opère la contagion. Il ne s'agit point là, en effet, d'une affection telle que la variole, la rougeole, la diphtérie, où la transmission du mal à l'individu sain saute pour ainsi dire aux yeux et par suite ne peut laisser le moindre doute.

Il appartenait à l'expérimentation physiologique, si précise en ses résultats, de mettre hors de contestation la contagiosité d'une maladie très meurtrière, contre laquelle on n'avait songé à prendre, jusqu'alors, aucune sérieuse mesure de précaution.

Je me hâte pourtant de dire que dans ces dernières années les médecins de divers pays (Angleterre, Italie, Allemagne) se sont émus de la contagiosité possible de la tuberculose pulmonaire, et ont fait des enquêtes sur cet important sujet. En France, la *Société médicale des hôpitaux*, sur la proposition de M. Vallin (1) et de M. Vil-

(1) VALLIN. Projet d'enquête sur la contagiosité de la tuberculose. Bull. de la Société médicale des hôpitaux. Séance du 25 janvier 1884. — La contagion de la tuberculose et sa prophylaxie. Rapport au nom d'une

lemin (1), a commencé une vaste enquête du même genre. Elle a adressé, à tous les médecins de notre pays, un questionnaire embrassant l'ensemble des conditions générales de la transmissibilité de la phtisie.

Sans aucun doute cette enquête rendra un très grand service à la science médicale. Elle fournira, je n'en doute pas, d'importants renseignements ; mais il me semble qu'on peut, dès aujourd'hui, sans en attendre les résultats, chercher à utiliser, au point de vue de l'hygiène d'une grande ville telle que Paris, les données précieuses que déjà nous possédons.

M. Villemin et les nombreux expérimentateurs qui l'ont suivi dans la voie qu'il venait d'ouvrir, ont montré que, chez les animaux, le germe infectieux de la tuberculose pouvait pénétrer dans l'organisme par différentes voies, dont les principales, au point de vue qui nous intéresse, sont le tégument externe, l'appareil digestif et les organes respiratoires. Nous allons nous arrêter successivement sur chacune d'elles.

Mais auparavant, il me semble utile de jeter un coup d'œil rapide sur l'état de nos connaissances en ce qui concerne l'agent infectieux de la tuberculose.

Dans les premières expériences on tenta de reproduire cette maladie chez les animaux en leur inoculant la matière tuberculeuse elle-même, ou cette matière diluée dans différents liquides, ou enfin les humeurs normales

---

Commission composée de MM. Villemin, Millard, Vallin, Grancher, Debove, Constantin Paul. *Ibid.* Séance du 11 juillet 1884.

(1) VILLEMIN. Bull. de la Société médicale des hôpitaux. Séance du 14 mars 1884. — Instruction rédigée par M. E. Vallin, rapporteur. *Ibid.*, 12 décembre 1884.

ou pathologiques de l'économie. Plus tard, lorsque l'on eut déterminé l'agent infectieux, qu'on l'eut isolé, cultivé, ce fut cet agent même ou les produits de sa culture que l'on inocula. Les admirables travaux de M. Pasteur sur la nature des virus en général, firent naturellement supposer que le virus de la tuberculose devait être caractérisé par des micro-organismes. Klebs (1) et Toussaint (2), après de patientes recherches, crurent avoir trouvé ces micro-organismes, chacun de son côté. Pour Klebs c'étaient des monades (très fines granulations sphériques, isolées ou réunies deux à deux, et de petits bâtonnets très grêles); pour Toussaint, une espèce de microcoques formant des zooglœes. Mais les recherches de ces deux obervateurs ne furent point confirmées. C'est à Koch (3) que revient le mérite de la découverte du microbe de la tuberculose. C'est principalement à ses travaux que nous allons emprunter les détails qui vont suivre.

Le microbe de la tuberculose, bacille de Koch, est un petit bâtonnet, extrêmement mince, long de 3 à 4 millièmes de millimètre et susceptible de se colorer par la

(1) KLEBS. *Ueber Tuberculose. Prag. med. Woch.*, 1877.

(2) TOUSSAINT. *Comptes rendus de l'Académie des sciences*, 16 août et 7 novembre 1881.

(3) Disons cependant que Aufrecht (*Centralblatt für die med. Wissensch.*, 1882, p. 289) revendique la découverte du bacille de la tuberculose, qu'il prétend avoir décrit le premier dans un travail intitulé : *Pathologische Mittheilungen, Magdeburg*, 1881. Baumgarten a fait, de son côté, une revendication analogue (*Centralbatt für die med. Wissensch.*, 1882, p. 257) ; mais il est juste de dire que la description donnée par Koch, laisse loin derrière elle les descriptions d'Aufrecht et de Baumgarten ; et, comme disent très bien MM. Malassez et Vignal (*Arch. de phys.*, 1883, t. II, p. 371 : « En science, il ne suffit pas de voir, mais de faire voir ; il ne suffit pas de trouver, il faut prouver ».

méthode d'Ehrlich. Il provient de spores ovoïdes très petites, très réfringentes et dont le contour est limité par une ligne très fine (1). À l'époque où les spores se produisent, les bâtonnets ou bacilles se décomposent en plusieurs articles, dont chacun contient une spore qui, à l'inverse du segment de bacille, ne peut subir l'action d'aucune matière colorante connue. On trouve de deux à quatre spores par bâtonnet.

La spore, une fois détachée du corps du bâtonnet, échappe à l'observateur, aucune matière colorante n'ayant la propriété de se fixer sur elle. C'est donc seulement par la richesse des bacilles à spores que l'on peut juger du ou plus moins grand nombre de ces derniers.

Les bacilles qu'on trouve dans les crachats et les foyers tuberculeux sont tantôt riches, tantôt pauvres en spores. On en trouve un grand nombre dans les crachats de phtisiques arrivés à la période d'infiltration caséeuse et d'excavation pulmonaire.

Le bacille de Koch est-il le seul micro-organisme qui caractérise la tuberculose ? Il est difficile aujourd'hui de répondre exactement à cette question. Outre ce bacille, on trouve dans les crachats des phtisiques d'autres micro-organismes. Ces derniers proviennent, pour la plupart, de l'air ou des végétations de la bouche. Il en existe pourtant quelques-uns qui semblent être plus particulièrement propres aux tuberculeux. Ce sont les microcoques décrits par Gaffky (2), qui se trouvent non seulement

---

(1) Consulter aussi CORNIL et BABÈS. *Les Bactéries et leur rôle dans l'anatomie et l'histologie pathologiques des maladies infectieuses.* 1885, p. 586.

(2) GAFFKY cité par KOCH. *In Mittheilungen aus dem Kaiserlichen Gesundheitsamte.* 1883, t. 1, p. 103.

dans les crachats, mais aussi dans les foyers tuberculeux. Ce sont des microcoques réunis par groupes de quatre, disposition qui rappelle celle des sarcines. Il semblerait que ces microcoques pourraient, eux aussi, avoir une part active à la destruction du parenchyme pulmonaire. Nous devons mentionner encore les zooglœes qu'ont décrites MM. Malassez et Vignal (1) et qui, d'après ces observateurs, seraient capables à elles seules d'engendrer la tuberculose, sans l'intervention des bacilles de Koch (*tuberculose zooglœique*). Faut-il considérer, à l'exemple de quelques personnes, ces zooglœes comme une phase du développement des bacilles de Koch ? L'état de nos connaissances ne permet pas de tirer une pareille conclusion.

Quoi qu'il en soit, le bacille décrit par Koch est considéré actuellement par la plupart des auteurs comme le plus important, sinon le seul agent infectieux de la tuberculose. Quelle est donc l'origine de ce bacille ? A priori, il est permis de supposer qu'il ne prend pas naissance et qu'il ne peut vivre ni se multiplier dans les substances végétales répandues à la surface du globe ; « car s'il en était autrement, dit Koch, l'homme ne saurait échapper à son action destructive ». Le même observateur a démontré que les bacilles tuberculeux ne peuvent exister et pulluler qu'à une température continue de 30 à 41°. Or, une semblable température ne se rencontre que dans l'organisme de l'homme ou de l'animal. Ces bacilles sont

---

(1) MALASSEZ et VIGNAL. *Sur une forme de tuberculose sans bacilles ; tuberculose zooglœique* (*Comptes rendus et mémoires de la Soc. de biol.*, 1883, p. 338, 341 et 386). — *Tuberculose zooglœique* (*Arch. de phys. norm. et path.*, 1883, t. II, p. 369).

donc de véritables parasites, incapables de vivre en dehors de leur hôte.

Lorsqu'on abandonne pendant un certain temps, à l'air libre, des crachats de tuberculeux riches en bacilles, on voit les micro-organismes venus de l'air pulluler, tandis que les bacilles de Koch, ne présentent aucun signe de multiplication. Ce n'est qu'à l'intérieur du corps, suivant Koch, qu'ils produisent des spores ; celles-ci, à leur tour, donnent naissance à des bacilles, et tout porte à croire qu'il n'y a pas de forme intermédiaire entre la spore et le bacille. Ce qui caractérise ce dernier c'est la lenteur de son développement. Chaque spore, au dire du savant allemand, a besoin d'autant de jours qu'il faut d'heures au bacille du charbon pour arriver au degré de développement qui le rend infectieux.

Les bacilles et leurs spores peuvent résister fort longtemps à la dessiccation, ainsi qu'il résulte des recherches de Malassez et Vignal (1), de Cornil et Babès (2), de Schill et Fischer (3).

La putréfaction ne paraît pas, non plus, diminuer la virulence des bacilles. Ces derniers expérimentateurs ont constaté que des crachats frais abandonnés à la putréfaction pendant six semaines, n'avaient point perdu leurs propriétés infectieuses. En outre, ils ont pu déterminer la tuberculose chez des cobayes en leur injectant des crachats desséchés 95 et même 126 jours après leur

---

(1) MALASSEZ et VIGNAL. *Bull. de la Soc. de biol.*, 13 avril 1883.

(2) CORNIL et BABÈS. *Journal de l'Anatomie*, décembre 1883, et op. cit., p. 587.

(3) *Mittheilungen aus dem Kaiserlichen Gesundheitsamte*, t. II, p. 131.

rejet de la poitrine. Ce sont là des faits très importants dont l'hygiéniste et le médecin doivent tenir un grand compte.

Ces considérations générales exposées, j'ai hâte de revenir à l'étude des principaux modes de transmission de l'agent contagieux de la tuberculose (1).

Si l'on se rappelle la facilité avec laquelle on provoque chez divers animaux, par des injections sous-cutanées de matière tuberculeuse, la véritable tuberculose, même celle qui a reçu, chez l'homme, le nom de *phtisie galopante*, de granulie (2), on comprendra sans peine que cette transmission puisse s'effectuer chez l'homme dans certaines conditions favorisant l'absorption du virus tuberculeux, et, par suite, pouvant amener une inoculation accidentelle. Ces conditions peuvent se réaliser chez les ouvriers des abattoirs, les bouchers, les garçons d'amphithéâtre ou de laboratoires, les étudiants ou les médecins qui se sont fait une piqûre, une plaie, ou bien sont porteurs de boutons écorchés (3). Il y a un an, M. le professeur Verneuil rapportait à l'Académie de médecine un exemple de tuberculose développée chez un étudiant à la

(1) VILLEMIN. *Cause et nature de la tuberculose* (*Bull. de l'Acad. de méd.*, 5 décembre 1865 et 30 octobre 1866). — COLIN (d'Alfort). Rapport à l'Acad. de méd., 16 juillet 1867. — HÉRARD et CORNIL. *De la Phtisie pulmonaire*, 1867, p. 553, etc.

(2) COLIN (d'Alfort). *Sur la tuberculisation généralisée à la suite de l'inoculation du tubercule* (*Bull. de l'Acad. de méd.*, 13 mai 1879).

(3) Suivant Koch, s'il existe, chez les enfants, une solution de continuité du cuir chevelu ou de la face (écorchure, impétigo, eczéma, etc.), les bacilles qui voltigent dans l'air, peuvent s'y déposer et être ensuite emportés par les voies lymphatiques jusque dans les ganglions cervicaux et même dans les ganglions bronchiques.

suite d'une piqûre anatomique (1). Peu de temps après, M. Verchère (2) en publiait un autre qu'il avait recueilli dans le service de mon collègue et ami M. le Dr Ernest Besnier. On peut rapprocher de ces faits les intéressantes observations qui ont été communiquées, l'année dernière, par M. Hanot (3), et cette année par M. Merklen (4), à la Société médicale des hôpitaux. Je rappellerai enfin que l'illustre Laënnec qui s'était effleuré le pouce avec une scie en faisant l'autopsie d'un tuberculeux, a peut-être succombé, vingt ans après, à une phtisie pulmonaire con-sécutive à cet accident (5).

(1) VERNEUIL. *Bull. de l'Acad. de méd.*, 22 janvier 1884.

(2) VERCHÈRE (F.). *Des portes d'entrée de la tuberculose*, th. de doct. Paris, 1884, p. 45.

(3) HANOT (V.). *Ulcère tuberculeux de l'avant-bras. (Bull. et mém. de la Soc. méd. des hôp.*, 22 février 1884, p. 80.)

(4) MERKLEN (P.) *Inoculation tuberculeuse localisée aux doigts. Lésions secondaires de l'ordre du tubercule anatomique. Ibid*, 26 juin 1885, p. 241.

On peut rapprocher de ces faits l'observation de « tuberculose inoculée chez l'homme », de T'scherning (de Copenhague), citée par M. Straus dans son travail sur la transmissibilité de la tuberculose par la vaccine. (*Ibid.* même année, p. 51 et T'scherning. *Inoculations-Tuberculose beim Menschen (Fortschritte der Medicin.*, 1885, p. 65).

(5) VERNEUIL *loc. cit.*

Il peut arriver, dans ces cas, que la porte d'entrée du virus se ferme si bien qu'il n'en reste plus aucune trace. Et c'est pour ce motif que l'on a si souvent méconnu la véritable origine de certaines tuberculoses, en particulier des tuberculoses ganglionnaires de la région cervicale devenues plus tard pulmonaires et qui auraient eu, d'après Koch, pour portes d'entrée des ulcérations eczémateuses ou impétigineuses du cuir chevelu. Il convient de dire, toutefois, que la plupart des tuberculoses ainsi développées restent locales et limitées aux ganglions lymphatiques.

Le passage suivant des *Recherches anatomiques sur le siège et les cau-ses des maladies*, de Morgagni (trad. de Désormeaux, t. IV, p. 6), montre que du temps de cet auteur et même avant lui l'ouverture des cadavres

Heureusement ces faits ne sont pas très communs. Je me contente de les signaler et j'arrive immédiatement aux deux autres portes d'entrée du virus tuberculeux, les voies digestive et respiratoire, dont l'étude est d'une importance capitale au point de vue de l'hygiène publique.

Le fait de la transmissibilité de la tuberculose chez l'homme par les matières ingérées ne saurait plus guère être mis en doute aujourd'hui, en présence des nombreuses expériences qui en ont démontré la réalité chez les animaux. Ces expériences, tout le monde les connaît; on en trouvera, du reste, un magistral exposé dans les belles *Leçons de pathologie comparée*, de M. Henri Bouley, leçons auxquelles j'aurai à faire de nombreux emprunts dans le courant de ce travail.

Un grand nombre d'espèces animales peuvent contracter la tuberculose, quand on leur fait ingérer soit de la matière tuberculeuse elle-même, soit toute autre matière contenant les éléments infectieux. Et ce n'est pas seulement sur les bovidés (1), bœuf, vache et veau, que l'expé-

des phtisiques était considérée comme pouvant engendrer la tuberculose chez ceux qui se blessaient en la pratiquant. « Valsalva ayant couru dans sa jeunesse le danger d'être phtisique, comme cela a été écrit dans sa vie. fit moins de recherches, à ce que je crois, sur les cadavres de ceux qui furent enlevés par des maladies de cette espèce. Quant à moi, afin de m'ouvrir à vous, j'ai évité ces sujets à dessein pendant que j'étais jeune, et je les évite encore dans ma vieillesse, alors pour veiller sur moi, aujourd'hui pour veiller sur la jeunesse studieuse qui m'entoure, précaution dont la nécessité est peut-être exagérée, mais qui du moins est plus sûre. Ainsi, lui (Valsalva) n'en a pas beaucoup disséqué, et moi j'en ai à peine disséqué un seul ».

(1) C'est M. Chauveau (de Lyon) qui le premier rechercha si la tuberculose pouvait se transmettre par les voies digestives. Ses expériences fu-

rimentation a porté, mais encore — avec des succès divers,
il est vrai — sur le mouton (1), la chèvre (2), le porc (3),
le chien (4), le chat (5), le lapin (6), et même les pou-

rent faites sur des animaux de l'espèce bovine. (*Journal de méd. vét.
de Lyon*, 1869, p. 5 ; *Lyon médical*, 1870, 2ᵉ année, t. IV, p. 321 ; Association française pour l'avancement des sciences. Congrès de Lyon, 1873,
et de Lille, 1874). — Voir aussi VILLEMIN. *Bull. de l'Acad. de méd.,*
13 avril 1869, et *Gaz. hebd. de méd. et de chir.*, 1869, p. 262.

Je ne sache pas que l'on ait transmis la tuberculose au cheval en lui
faisant ingérer des matières tuberculeuses ; mais, dès 1869, M. Chauveau
avait montré que cet animal peut, aussi bien que les autres espèces domestiques, devenir phtisique par l'inoculation.

(1) GERLACH. *Ueber die Impfbarkeit der Tuberculose und der Perlsucht
bei Thieren, so wie über die Uebertragbarkeit der letzterer durch Fütte-
rung (Auszug aus dem Iahresbericht der k. Thierarzneischule zu Hannover*, 1869, p. 127) ; *Virchow's Archiv.*, 1870, t. LI, p. 290. — LEISERING,
professeur à l'Ecole vétérinaire de Dresde. — H. BOULEY, op. cit.,
p. 138.

(2) BOLLINGER. *Ueber Impf. und Fütterungs. Tuberculose (Arch. fur.
experim. Pathol. und Pharm.*, 1873, t. I). — GUNTHER *und* HARMS.
Versuche über Tuberculosis (Berl. mag., 1871 ; *Analyse de Zundel in
Rec. de méd. vét.*, 1873, p. 472).

(3) ZURN. *Zoopatholog. und Zoophys. Unters.*, 1872. — SAINT-CYR (de
Lyon). Acad. de méd., 3 juin 1873. — TOUSSAINT. Acad. des sciences,
29 mars 1880. — GIRARD. Rapport sur les falsifications des matières
alimentaires et sur les travaux du Laboratoire municipal, 2ᵉ année, 1885,
p. 231.

(4) SAINT-CYR. *Lyon méd.*, 1870, 2ᵉ année, t. V, p. 330. — LYDTIN,
médecin vétérinaire du Grand-Duché de Bade. *Mémoire sur la phtisie
de l'espèce bovine*, présenté au Congrès international de Bruxelles en
1883 et analysé par H. BOULEY, op. cit., p. 349.

(5) VISEUR (d'Arras). *Bull. de l'Acad. de méd.*, 27 janvier et 15 décembre 1874.

(6) VILLEMIN. *De la propagation de la phtisie.* Acad. de méd.,
13 avril 1869 et *Gaz. hebd. de méd. et de chir.*, 1869, p. 262. — KLEBS,
Ueber die Entstehung der Tuberculose (Virchow's Arch., 1868, t. XLIV,
p. 271). — ZURN, cité par H. Bouley, op. cit., p. 139. — AUFRECHT. *Zur
Kenntniss der Tuberculose (Deutsche med. Woch.*, 1882, p. 410).

les. De plus, ces diverses espèces animales, non seulement sont susceptibles de subir la tuberculose expérimentale, mais encore peuvent — le fait a été bien constaté pour quelques-unes — devenir spontanément tuberculeuses, et cela, suivant toute probabilité, sous l'influence des mêmes causes que l'homme, c'est-à-dire l'hérédité ou la contagion.

Parmi les animaux domestiques il en est un certain nombre qui entrent pour une grande part dans notre alimentation, surtout dans les grandes villes, je veux parler des bovidés, du mouton, du porc et du cheval. Ce sont ces espèces qui nous intéressent le plus, c'est d'elles que nous devons nous occuper tout particulièrement.

Le bœuf et surtout la vache sont ceux qui ont la plus grande aptitude à contracter spontanément la phtisie, affection qui, comme on sait, est désignée, dans l'espèce bovine, sous le nom de *pommelière*, en raison des saillies en forme de pomme que fait la matière tuberculeuse à la surface des poumons. De nombreuses statistiques, dressées dans différentes parties de l'Allemagne, ont mis ces faits hors de toute contestation, et montré que, dans ce pays, le nombre de bovidés atteints de tuberculose s'élève à environ 2.60 0/0. D'un autre côté, et pour ne nous occuper que de Paris, nous voyons dans un important rapport de M. Villain, chef du service d'inspection de la boucherie, que pendant l'année 1883, ce nombre a été aussi de 2.60, non pour 100, mais pour 1,000, en réunissant tous les animaux sacrifiés dans les abattoirs de la ville et ceux qu'on apporte, sous forme de pièces détachées, au carreau de la triperie (Halles centrales). En présence d'un écart aussi considérable entre sa statistique et celle des vétérinaires allemands, M. Villain se demande s'il ne tiendrait point à quelque ruse commerciale, consistant à n'envoyer aux Halles que des animaux ou portions d'animaux dépouillés de leurs poumons. Il entreprit une nouvelle statistique ne portant, pendant une période de trente et un jours (31 juillet au 31 août 1884), que sur les abattoirs de La Villette et de Grenelle. Il fit rechercher avec grand soin les animaux malades et reconnut que la moyenne des bœufs, vaches et taureaux, abattus dans les abattoirs de Paris, qui sont affectés de tuberculose, est d'environ 0.6 (1). C'est là un chiffre inférieur aux statistiques allemandes, mais pourtant encore assez élevé. Il est à noter, de plus, que bon nombre des sujets malades avaient extérieurement les apparences d'une bonne santé, ce qui montre combien il est nécessaire d'exercer une active surveillance.

Cette fréquence de la tuberculose, dans la population bovine, n'est pas la même dans les deux sexes. Le nombre des animaux mâles reconnus affectés de cette maladie serait, d'après M. Lydtin (2), comparativement à celui des femelles, dans la proportion de 1 à 3 (3).

En outre, on peut dire, d'une manière générale, que la tuberculose est bien plus fréquente chez les animaux qui sont condamnés à vivre en stabulation. « Cette plus grande fréquence, dit M. Bouley, s'explique par les conditions plus intensives de contagion que la stabulation réalise. Vivant dans une atmosphère peu renouvelée, buvant dans les

(1) VILLAIN (L.). *Rapport sur l'organisation et les opérations du service d'inspection de la boucherie.* Paris, 1884, p. 21.

(2) VILLAIN. *Manuel de l'Inspecteur des viandes*, 1885, p. 167.

(3) LYDTIN. H. Bouley, op. cit., p. 331.

mêmes vases, mangeant dans les même mangeoires, les vaches peuvent facilement échanger entre elles, par l'intermédiaire des aliments, les mucosités qui s'écoulent de leurs narines et de leurs bouches ; et si des phtisiques se trouvent dans leurs rangs, la contamination de leurs voisines doit en résulter d'une manière comme nécessaire. C'est ce qui a lieu, en effet. Et comme, après tout, la tuberculose, nous le savons, est compatible, dans l'espèce bovine, avec la santé apparente des animaux qui en sont atteints, il en résulte que les effets de la contagion ont le temps de se produire sans que les faits soient assez caractérisés pour éveiller l'attention. De là, la plus grande fréquence de la phtisie chez les vaches en stabulation ; et comme on les renouvelle plus souvent qu'on ne le faisait autrefois, les nourrisseurs mieux inspirés, ayant le soin de les vendre pour la boucherie, dès que leurs facultés laitières diminuent, il en résulte que les étables des grandes villes fournissent aux abattoirs un plus grand nombre d'animaux phtisiques que cela n'avait lieu lorsqu'on conservait les vaches laitières plus longtemps » (1).

L'homme, pour s'alimenter, empruntant à l'espèce bovine son lait et sa chair musculaire, on a tout naturellement été conduit, en présence de données nouvelles, à se poser la question suivante : le lait et la viande provenant d'animaux phtisiques peuvent-ils transmettre la maladie ?

Voyons d'abord ce qu'il est possible de répondre au sujet du lait.

Les résultats fournis par l'expérimentation ont été au

---

(1) BOULEY (H.). Op. cit., p. 267.

début très incertains. Les auteurs (1) qui, les premiers, ont cherché à nourrir des animaux (veaux, porcs, moutons, lapins, etc.) avec du lait de vaches phtisiques, ont obtenu un assez grand nombre de succès ; mais, à ces faits positifs on opposa bientôt des faits négatifs (2), de telle sorte que les avis se trouvèrent partagés : les uns soutenant que le lait des vaches pommelières contient le principe infectieux de la tuberculose, les autres qu'il a seulement des propriétés nutritives moins parfaites que le lait provenant de vaches bien portantes.

On chercha, il est vrai, à expliquer cette divergence de résultats en supposant qu'elle était due à l'état d'intégrité plus ou moins complet des voies digestives. Mais ce n'était là qu'une hypothèse. Et, pour résoudre le problème, M. Hippolyte Martin (3) imagina de faire absorber le lait par une autre voie. En s'entourant de toutes les précau-

(1) GERLACH. *Ueber die Impfbarkeit der Tuberculose und der Perlsucht bei Thieren (Auszug aus dem Iahresbericht der k. Thierarzneischule zu Hannover*, 1869, p. 127). *Arch.*, 1870, t. LI, p. 290. — KLEBS. *Die Künstliche Erzeugung der Tuberculose (Arch. für exp. Path. und Pharm.*, 1873, t. I, p. 163). — BOLLINGER (Loc. cit.).

(2) GUNTHER *und* HARMES. *Versuche ueber Tuberculosis (Berl. mag.*, 1871) et *Recueil de méd. vét.*, 1873, p. 472. — SCHREIBER. *Diss. inaug. Kœnigsberg*, 1875.

On trouvera, du reste, l'exposé complet des premiers travaux relatifs à la transmissibilité de la tuberculose par l'ingestion du lait d'animaux tuberculeux, dans une intéressante communication faite à la Société de médecine publique, par M. le professeur Vallin : *Le lait des vaches phtisiques peut-il transmettre la tuberculose (Annales d'hygiène publique et de médecine légale*, 1878, 2ᵉ série, t. I, p. 15). — Consulter encore PEUCH. *Sur la transmissibilité de la tuberculose par le lait. (C. R. de l'Acad. des sciences.* 28 juin 1880), et JOHNE (*Die Geschichte der Tuberculose. Deutsche Zeitschrift fur. Thiermedicin*, 1883, t. IX, p. 77).

(3) MARTIN (H.). *Recherches ayant pour but de déterminer la fréquence*

tions nécessaires en pareil cas, il injecta directement dans le péritoine de neuf lapins une petite quantité du lait — provenant plus souvent qu'on ne croit de vaches pommelières — qui se vend à Paris sous les portes cochères, et il obtint trois résultats positifs. Chacun des trois lapins contaminés présentait les lésions d'une tuberculose avancée.

Le professeur Klebs, dans son mémoire de 1873, rapporte un cas de transmission de la tuberculose, par le lait, chez le chien. Cette observation a la valeur d'une expérience, elle est tellement démonstrative que je crois utile de la reproduire ici.

« Le chien de la directrice d'une maison de santé du voisinage de Berne était soigné avec un soin particulier et buvait, chaque jour, une grande quantité de lait dans la vacherie de l'établissement. Ce lait provenait d'une vache qui, plus tard, fut abattue et trouvée tuberculeuse à un haut degré. Après avoir bu pendant assez longtemps de ce lait, le chien perdit l'appétit, devint malade, et, à la sollicitation du fils de la maison, qui était l'un des

de la tuberculose consécutive à l'inoculation du lait vendu à Paris sous les portes cochères (Arch. de phys. norm. et path., 1884, p. 150.)

Il est juste de dire que le Dr May avait, de son côté, injecté en 1883, dans le péritoine de nombreux cobayes, du lait provenant de vaches tuberculeuses. (*Ueber die Infectiosität der Milch perlsuchtiger Kühe in Arch. für Hygien,* 1883, t. I, p. 121, et *Revue d'hygiène,* 1884, p. 35.)

Je rappellerai enfin que Semmer a pu provoquer la tuberculose chez des moutons et des cochons de lait en leur injectant dans la veine jugulaire du lait provenant d'une vache atteinte de pommelière (*Versuche über die Uebertragbarkeit der Tuberculose (Perlsucht) der Rinder auf andere Thiere. Deutsche Zeitschrift für Thiermedicin,* 1876, t. II, p. 209).

auditeurs de Klebs, ce chien fut placé en observation à l'Institut vétérinaire de Berne, où il mourut. C'était un chien de la race du Saint-Bernard, de grande taille. A l'autopsie, épanchement pleural et péricardique, tubercules miliaires gris en quantité innombrable sous la plèvre et le péricarde, quelques noyaux caséeux de la rate et du foie, catarrhe intestinal aigu ; à la fin de l'iléon quelques ulcères dont les bords étaient semés de grains tuberculeux, noyaux gris et caséeux dans les ganglions mésentériques (1). »

La clinique humaine a fourni, de son côté, des preuves incontestables de la transmissibilité possible de la tuberculose par le lait des vaches pommelières. Les exemples d'une telle transmissibilité ne sont absolument pas rares. On connaît ceux qui ont été rapportés par Klenke (2), Zippelius (3), Demme (4), Hergard (5), Ebstein (6), Uffelmann (7) et Félizet (8). En voici un autre des plus probants dont j'emprunte le résumé au mémoire de M. Lydtin (9).

(1) KLEBS. *Archiv. für experimentelle Pathologie und Pharmacologie.* Leipzig, 1873, t. I, et VALLIN. *Annales d'hygiène publique et de médecine légale,* 1878, 2ᵉ série, t. L, p. 28.

(2) KLENKE. Cité par Johne (*Die Geschichte der Tuberculose in Deutsche Zeitsch. für Thiermed.,* 1883, t. IX, p. 50.)

(3) ZIPPELIUS. *Wochenschrift f. Thierheilkunde und Viehzucht* t. XX, p. 205.

(4) DEMME. 17, *Bericht über die Thätigkeit des Jenner'schen Kinderhospitals in Bern,* 1879, p. 27.

(5) HERGARD. *Lehrbuch der Kinderkrankheiten,* 1875, p. 303.

(6) UFFELMANN. *Archiv. für Kinderheilkunde,* 1880, t. I, p. 414.

(7) EBSTEIN. *Prager Vierteljahrschrift,* 1878, p. 115.

(8) FELIZET. Cité par Johne (loc. cit., p. 57).

(9) LYDTIN. Cité par H. Bouley, op. cit., p. 357.

« Un garçon, âgé de cinq ans, d'une forte constitution apparente, descendant de parents sains et bien constitués, dont les familles du côté paternel comme du côté maternel étaient exemptes de toute maladie héréditaire, fut atteint de la scrofule et mourut quatre semaines plus tard des suites d'une tuberculose miliaire des poumons et d'une *hypertrophie énorme* des glandes mésentériques. En pratiquant l'autopsie de ce jeune garçon, on apprit, par hasard, que peu de temps auparavant les parents avaient dû faire abattre une vache qui, d'après les déclarations du médecin vétérinaire, était atteinte de phtisie pommelière. Cette vache était bonne laitière et pendant longtemps le garçon avait bu, immédiatement après la mulsion, le lait qu'elle donnait. »

Le docteur Johne (1) a aussi observé un fait semblable. Un enfant, nourri avec le lait d'une vache dont la phtisie évoluait rapidement, commença bientôt à maigrir et mourut, à deux ans et demi, d'une tuberculose miliaire du cerveau. Les autres enfants étaient bien portants.

Enfin, au cours d'une intéressante communication faite au Congrès de Copenhague en 1884, le docteur Bang (2), professeur à l'Ecole vétérinaire de cette ville, rapporter le fait suivant :

« Dans une ferme, une femme enceinte fut attaquée de phtisie tuberculeuse ; l'enfant fut nourri, pendant les trois premiers mois, du lait d'une vache qui ne tarda pas à pré-

---

(1) J OHNE. Loc. cit., p. 57.

(2) BANG. *Sur la tuberculose de la mamelle de la vache et sur le lait tuberculeux* (*Nordiskt medic. Archiv.*, t. XVI, et *Journal de médecine vétérinaire et de zootechnie*, 1885, p. 147).

senter les signes de la tuberculose, et il mourut tuberculeux lui-même à l'âge de six mois » (1).

De l'ensemble de toutes ces observations, il ressort clairement que le lait de vaches pommelières peut, dans un certain nombre de cas, renfermer l'agent infectieux de la tuberculose. Le lait de femmes tuberculeuses peut quelquefois contenir des bacilles et, suivant Birch Hirschfeld (2) certains cas de tuberculose héréditaire pourraient s'expliquer par ce fait.

Dans quelles conditions a-t-il donc la propriété de transmettre la maladie ? M. Chauveau (3), à qui la science est redevable de si beaux travaux sur la transmissibilité de la tuberculose par les voies digestives, avait déjà émis l'opinion que l'infection par le lait ne peut guère se faire que s'il existe sur la mamelle des lésions tuberculeuses.

Depuis, d'autres d'auteurs (4) ont soutenu aussi que le lait d'une vache phtisique ne contient le germe infectieux que lorsque la mamelle est affectée elle-même de tuberculose, et ils ont voulu expliquer les résultats contradictoires dont je parlais tout à l'heure par l'existence ou la

(1) Cette observation n'est peut-être pas aussi probante que semble le croire l'auteur danois ; la tuberculose de l'enfant peut-être attribuée aussi bien à l'hérédité maternelle qu'à l'action du lait qui lui fut donné.

(2) BIRCH HIRSCHFELD. *Lehrbuch der Pathologischen Anatomie*, vol. II.

(3) CHAUVEAU. *Contagion de la tuberculose* (Association française pour l'avancement des sciences. Congrès de Lille, 1874, p. 944).

(4) LYDTIN. Cité par H. Bouley: op. cit., p. 327. — KOCH. *Die Ætiologie der Tuberculose Mittheilungen aus dem Kaiserlichen Gesundheitsamte, von Dr Struch*, 1884, p. 82. BANG (E.). Loc. cit., p. 144.

non-existence d'une mammite tuberculeuse. L'existence
de cette espèce de mammite chez les vaches pommelières
semble assez fréquente, puisque M. Bang a pu en observer, dans l'espace de sept mois, sept cas dans les diverses
étables de la ville de Copenhague et de ses environs, et
que, à son appel, les vétérinaires danois ont pu lui en
signaler une vingtaine. Fait important à noter, au commencement de la maladie le lait sécrété par la glande
malade paraît absolument sain ; ce n'est qu'au bout d'un
mois environ qu'il commence à changer d'aspect. Ajoutons que M. Bang a pu y constater la présence du bacille
caractéristique.

L'opinion que l'alimentation par le lait de vaches pommelières ne transmet la tuberculose que dans le cas de
mammite spécifique concomitante et la transmet toujours
dans ce cas semble confirmée par quelques expériences
du professeur danois. Il a nourri pendant plusieurs semaines divers animaux (cochons de lait, lapins, porcs)
avec du lait provenant d'une vache phtisique atteinte de
tuberculose mammaire et, chez tous ces animaux, il a
trouvé des altérations tuberculeuses. Le même savant va
plus loin que la plupart des auteurs contemporains en ce
qui concerne la virulence du lait de vaches pommelières.
Il pense que les résultats positifs, obtenus par beaucoup
d'expérimentateurs, sont trop nombreux pour qu'il soit
permis de croire qu'on ait toujours manqué d'observer
l'affection tuberculeuse de la mamelle chez les vaches qui
ont fourni le lait, d'autant plus que cette affection est
généralement très apparente. Il a fait quelques expériences (inoculations chez le lapin) d'où il croit pouvoir
conclure que parfois, mais non toujours, le lait peut ren-

fermer le virus, même quand la mamelle n'offre pas le moindre signe de tuberculose (1).

De tels résultats ne sont-ils pas effrayants lorsqu'on songe à l'énorme quantité de lait qui, chaque jour, est consommée à Paris, et dont une bonne partie provient de vacheries situées *intra muros*, souvent installées dans des conditions hygiéniques déplorables, et n'est-il pas urgent de chercher à remédier à un pareil état de choses !

Mais ce n'est pas seulement dans le lait des vaches phtisiques que peut se trouver l'agent infectieux de la tuberculose. La chair des bovidés qui entre pour une si grande part dans l'alimentation des villes semble aussi pouvoir lui servir de véhicule et transmettre parfois la redoutable maladie à ceux qui en font usage. Je ne reviendrai pas sur l'aptitude spéciale qu'a l'espèce bovine à contracter expérimentalement ou spontanément la tuberculose pulmonaire. J'ai suffisamment, je crois, insisté sur ce sujet. Mais ce qui nous importe, avant tout, c'est de savoir si, de même que les viscères (poumons, foie, rate, reins) et les ganglions lymphatiques, la viande de boucherie provenant de vaches phtisiques renferme l'agent virulent ; et cela nous importe d'autant plus que l'aspect extérieur de la chair musculaire, quelque satis-

---

(1) Loc. cit., p. 147.

Quelques cas de tuberculose spontanée (Bollinger, cité par Vallin, *In Ann d'hyg. et de méd. lég.*, 1878, 2ª sér., t. I, p. 30), ont été signalés sur des chèvres, mais trop exceptionnellement pour qu'on puisse dire que les animaux de cette espèce sont sujets à cette maladie et pour qu'il y ait lieu de s'en préoccuper au point de vue de la qualité de leur lait (H. Bouley, op. cit., p. 333).

Je crois, d'après le silence des auteurs, qu'il en est de même de l'ânesse, dont le lait est si précieux pour les estomacs délicats.

faisant qu'il soit, ne saurait constituer une garantie de son innocuité. Elle pourrait, en effet, être le siège d'altérations tuberculeuses reconnaissables seulement à l'examen microscopique.

Quelques auteurs soutiennent que des lésions de nature tuberculeuse peuvent se rencontrer dans les muscles des animaux phtisiques. Ces lésions, dit M. Lydtin (1) auraient été constatées non seulement dans les muscles, mais encore dans les os et les articulations. D'après Schütz et Lesering, les nodules tuberculeux des muscles auraient leur siège dans la substance intermusculaire et, bien souvent, on trouverait, chez les animaux atteints d'une phtisie avancée, des productions tuberculeuses dans les glandes lymphatiques intermusculaires, altération qui peut passer inaperçue (2).

Pour d'autres auteurs, au contraire, les muscles ne seraient que très exceptionnellement, sinon jamais, atteints de tuberculose. Telle est aussi l'opinion de M. Villain, si compétent en cette matière. Il n'a jamais vu, m'a-t-il affirmé verbalement, de telles altérations, du moins visibles à l'œil nu. Il reconnaît, cependant, que les ganglions intermusculaires peuvent être pris.

Comme on le voit, l'anatomie pathologique n'a pas encore dit son dernier mot sur ce point. Peut-être aussi

(1) LYDTIN, *in* BOULEY, op. cit., p. 328 — SCHUTZ, *in* GERLACH. *Die Fleischkost des Menschen*, 1875. — LEISERING. *Bericht über das Veter. Wesen im Königr. Sachsen*, 1862-1863, p. 103.

(2) JOHNE (Loc. cit., p. 54) dit avoir observé un cas très net de tuberculose miliaire du tissu musculaire chez un bœuf. — Voir aussi : CRUZEL (J.). *Traité pratique des maladies de l'espèce bovine*, par F. PEUCH, 1885, p. 520.

l'examen histologique des muscles n'a-t-il pas été fait assez souvent.

L'expérimentation peut-elle nous fournir des renseignements plus précis? Dès 1868, M. Villemin avait montré, par plusieurs expériences sur des lapins, que le sang des tuberculeux est capable de transmettre la maladie par inoculation (1). En 1873, M. H. Liouville était aussi parvenu à développer une tuberculose généralisée chez un cobaye en lui injectant dix gouttes de sang provenant d'un enfant tuberculeux (2); mais, en revanche, d'autres observateurs n'avaient obtenu que des résultats négatifs (3). Dans ces dernières années, M. Toussaint (4), revenant sur cette question, a, par de nombreuses expériences avec du sang frais de porc tuberculeux et de vache atteinte de pommelière, établi la virulence — presque constante, suivant lui, du sang des animaux tuberculeux. Or, si ce fait est exact, la virulence doit exister évidemment dans le tissu musculaire aussi bien dans la fibre elle-même que dans le suc obtenu au moyen d'une presse de cuisine. C'est ce que M. Toussaint paraît avoir constaté dans maintes expériences. Le même savant ne s'est pas contenté de faire ingérer le sang et le suc des viandes

---

(1) VILLEMIN. *Études sur la tuberculose.* Paris, 1868, p. 566.

(2) LIOUVILLE (H.). *Comptes rendus des séances de la Société de biologie*, 1873, p. 4.

(3) ROUSTAN. *Recherches sur l'inoculation de la phtisie.* Th. de doct. Paris, 1867.

MARCET (W). *On the inoculation of animals as a mean of diagnosis (medico-chirurgical Transactions)*, 1867. Marcet réussit dans un cas mais échoua dans un autre.

(4) TOUSSAINT. *Comptes rendus de l'Académie des sciences*, 29 mars 1880, et H. BOULEY, op. cit., p. 200.

suspectes, le principe virulent pouvant être détruit par les acides de l'estomac ou traversé par l'intestin sans être absorbé. Il a injecté ces liquides sous la peau ou dans le péritoine de ses animaux d'épreuve.

M. Toussaint est allé encore plus loin : il a fait de nouvelles recherches qui tendent à prouver que la virulence, inhérente aux muscles des animaux tuberculeux, persiste encore lorsqu'on les soumet à une température de 55 à 70°, température qui est ordinairement celle des biftecks et des rosbifs que l'on sert sur nos tables. Et même, d'après quelques expériences, cette virulence ne s'atténuerait même pas à 77°, 78° et même 80° (1).

Les recherches de M. Toussaint durent naturellement provoquer le contrôle d'autres expérimentateurs. C'est ainsi que M. Galtier, professeur à l'Ecole vétérinaire de Lyon, tenta onze inoculations avec le sang d'animaux tuberculeux saisis aux abattoirs, et quinze avec le jus de muscles de ces mêmes animaux. Il obtint quatre résultats positifs, deux avec le sang et deux avec le jus de viande, c'est-à-dire une proportion de 15 0/0 (2). De son côté, M. Nocard (d'Alfort) voulut répéter les expériences de M. Toussaint et inocula à des cobayes du suc musculaire provenant de la cloison interventriculaire du cœur de vaches phtisiques. Dans aucun cas il ne réussit (3).

Tous ces faits n'infirment pas la virulence du sang et

---

(1) Toussaint. *Comptes rendus de l'Académie des sciences*, 1er août 1881 ; H. Bouley, op. cit., p. 219, et *Rec. de méd. vétér.*, 1885, 7e série, t. II, p. 333.

(2) H. Bouley. Op. cit., p. 219.

(3) Nocard. *Bull. et mém. de la Soc. centr. de méd. vét.* 1885, nouvelle série, t. III, p. 4.

du suc musculaire des animaux affectés de tuberculose ;
mais elles prouvent que cette virulence n'est pas aussi
constante que le prétend M. Toussaint. On ne saurait la
mettre en doute puisqu'elle a été démontrée par quelques
expériences qui semblent concluantes. En outre, on est
conduit à l'admettre pour plusieurs motifs. L'anatomie
pathologique, a permis à MM. Cornil et Babès de constater, sur des coupes durcies, la présence du bacille caractéristique dans les vaisseaux sanguins (1). Weigert (2)
a montré que le bacille peut pénétrer dans les mêmes
vaisseaux par effraction ou par les lymphatiques. Enfin,
MM. Charrin et Karth l'ont rencontré dans le sang de la
rate, alors que cet organe ne contenait aucun tubercule (3).

Quoi qu'il en soit du degré de virulence du sang et des
muscles, il n'en reste pas moins établi, en définitive, que
la consommation des viandes peut exposer à quelque danger, et, comme le dit si justement M. Bouley, « lorsqu'on
croira devoir recourir à l'usage de viandes saignantes
pour la réfection des organismes débilités des enfants et
des adolescents — plus prédisposés à la phtisie — ne

(1) CORNIL et BABÈS. *Bull. de l'Ac. de méd.* Séances du 24 avril et du
1er mai 1883. *Journal des connaissances médicales*, 1883, p. 137, et *Les
bactéries et leur rôle dans l'anatomie et l'histologie pathologiques des maladies infectieuses.* 1885, p. 581 et 593.

(2) WEIGERT. *Ueber Venentuberkel und ihre Beziehungen zur tuber-
kulösen Blutinfection (Virchow's Arch.,* 1882, t. LXXXVIII, p. 307) ; *Die
anatomischen Wege des Tuberkelgiftes, etc. (Wiener, medicinische Presse,*
1883, p. 1373), et *Die Verbreitungswege des Tuberkelgiftes nach seinem
Eintritte in den Organismus (Iahrbericht für Kinder-Krankheiten,* 1884,
t. XXI, p. 146).

(3) CHARRIN et KARTH. *Virulence de la tuberculose suivant les humeurs
et les tissus des tuberculeux (Revue de médecine,* 1885, p. 659).

sera-t-il pas plus prudent de prescrire les viandes de mouton plutôt que celles de bœuf, en raison des chances plus grandes qui existent certainement pour que cette dernière provienne d'un animal infecté par la tuberculose » (1).

La phtisie, en effet, ne semble pas être une maladie du mouton ; et si l'expérimentation a montré que l'organisme de cet animal peut être, pour l'élément vivant de la tuberculose, un milieu de culture favorable, les faits de phtisie développée spontanément chez lui sont d'une extrême rareté. Aussi, sa chair peut-elle être considérée comme inoffensive au point de vue de la transmissibilité de cette maladie (2).

Après le bœuf, c'est le porc qui serait le plus susceptible de contracter la tuberculose. Cela ne ressort pas, cependant, de la fréquence des cas constatés dans les abattoirs. Mais s'ils y sont rares, c'est que la phtisie « n'étant pas, comme chez le bœuf, compatible avec l'engraissement, les porcs atteints de cette maladie ne sont pas conduits aux abattoirs ; on les tue clandestinement, et pour dissimuler la qualité inférieure de leur viande, on l'utilise à la fabrication des saucissons » (3).

(1) H. Bouley. Op. cit., p. 182. Il est clair que la même recommandation peut s'appliquer au sang pur que quelques médecins font prendre encore tout chaud aux anémiques et même aux tuberculeux.

Je n'ai point parlé de veau, parce que, malgré son extrême aptitude à contracter expérimentalement la tuberculose, il n'est presque jamais atteint de cette maladie. C'est du reste, d'après M. Lydtin, de trois à six ans qu'on observe surtout la phtisie chez les bovidés.

(2) H. Bouley. Op. cit., p. 138 et 333. — Par contre, on observe souvent chez le mouton la *phtisie vermineuse*.

(3) H. Bouley. Op. cit., p. 195 et 332.

L'hippophagie, acclimatée en France, comme on sait, par M. Decroix, a augmenté d'une manière très notable à Paris depuis l'époque où la première boucherie chevaline y a été établie (9 juillet 1866). On a reconnu que la viande de cheval, sans être un mets de luxe, était néanmoins très nutritive. En outre, elle est vendue à moitié prix de celle du bœuf; c'est donc un aliment à la fois économique et reconstituant.

« En 1867, le nombre des chevaux sacrifiés ne s'élevait qu'à 2,039; il a augmenté progressivement pour arriver, en 1877, à 10,008; en 1882 il était de 10,891, et en 1883 il atteignait 12,776 (1). »

Actuellement, il y a, à Paris, environ cent boucheries chevalines, qui ont livré à la consommation, l'année dernière, 14,548 chevaux, 346 ânes et 32 mulets. En somme, depuis 1866 — y compris la période du siège — il a été abattu 199,296 chevaux, 7,782 ânes et 513 mulets (2).

En présence d'une telle consommation de viande de

---

(1) VILLAIN. *Rapport sur l'organisation et les opérations du service d'inspection de la boucherie.* 1884, p. 17.

(2) DECROIX. *Hippophagie. Recueil de méd.* 1885, 7ᵉ série; II, p. 176 et *Rech. expérim. sur la viande du cheval. Ann. d'hyg. et méd. lég.* 1885. 3ᵉ sér., t. XIII, p. 481.

Il y a une restriction à faire au sujet de ces chiffres. « Si la viande des nombreux chevaux abattus à Paris était livrée au public sous forme de biftecks ou de pot-au-feu, le but des économistes serait pleinement rempli; mais il n'en est pas ainsi, car la plus grande partie des chevaux livrés à la consommation passe dans la fabrication des saucissons communs, apanage, comme on le sait, des épiciers ou des marchands de vin. Enfin, un certain nombre de chevaux sont employés par les pharmaciens pour la confection de sirop de peptone, fort prisé actuellement. En 1883, ce chiffre a été d'environ un huitième de la consommation totale. » (VILLAIN. Rapport cité, p. 16 et 17.)

cheval, il était naturel de se demander si cette consommation ne présente pas de danger au point de vue de la transmissibilité de la tuberculose.

Pendant longtemps on a cru que la phtisie, chez le cheval, était tout à fait exceptionnelle; mais il est possible qu'elle ait été longtemps confondue avec la morve, à l'époque où l'on se contentait seulement, pour établir un diagnostic, de l'examen clinique. Depuis que les altérations des poumons du cheval ont été soumises à l'analyse histochimique, on a reconnu que la tuberculose, chez cet animal, n'est pas aussi rare qu'on le croyait. Ainsi, le 11 décembre 1884, M. Trasbot (1) communiquait à la Société centrale de médecine vétérinaire une observation de tuberculose spontanée chez un cheval, observation dans laquelle, pour la première fois, le diagnostic avait acquis une certitude absolue par la constatation du bacille de Koch au sein de toutes les lésions trouvées à l'autopsie. Cette année même, dans la séance du 8 janvier, M. Nocard (2) est venu avouer, avec une franchise qui fait grand honneur à son caractère, une erreur qu'il avait commise relativement à des lésions multiples rencontrées chez huit chevaux dans un grand nombre d'or-

(1) TRASBOT. *Sur la tuberculose* (*Bull. de la Soc. centr. de méd. vét.* 1883, p. 469.)

(2) NOCARD. *Sur la tuberculose du cheval* (*Bulletin de la Soc. centrale de méd. vétérinaire*, nouvelle série. 1885, t. III, p. 45), et *Contribution à l'étude clinique de la phtisie tuberculeuse du cheval.*

(*Recueil de méd. vét.*, 7ᵉ série, t. II, p. 49).

La tuberculose du cheval, d'après M. Mégnin pourrait bien être causée par l'ingestion d'excréments de poules qui, comme nous le verrons bientôt, sont souvent tuberculeuses. (*Bull. de la Soc. centr. d'agriculture.* 1883, p. 479.)

ganes. Il avait d'abord considéré ces lésions comme étant de nature lymphadénique ; mais à un examen ultérieur, fait suivant les préceptes de Koch, il reconnut qu'elles renfermaient les bacilles caractéristiques de la tuberculose.

Comme on le voit, la phtisie peut quelquefois se développer spontanément chez le cheval, et l'on doit tenir compte de ce fait — bien plus rare cependant que chez les bovidés — dans l'inspection des abattoirs destinés à cette espèce animale.

Parmi les animaux domestiques qui servent encore à notre alimentation, il en est deux dont je tiens à dire quelques mots ; ce sont le lapin et les gallinacés.

Presque tous les expérimentateurs ont noté l'aptitude du lapin à contracter la tuberculose à la suite d'inoculation ou d'ingestion. Cet animal a-t-il la même aptitude pour la tuberculose spontanée ? On l'a prétendu, mais des faits mieux observés sont venus détruire cette opinion. Ainsi, M. Raymond affirme que dans l'espace de trois ans, sur une centaine de lapins morts spontanément ou sacrifiés pour diverses expériences, il n'a pas rencontré un seul cas de tuberculose, et que, d'autre part, sur trois cents lapins servant à l'alimentation des pensionnaires de l'hospice d'Ivry, il n'en a trouvé que cinq présentant des lésions qui pouvaient être considérées comme de nature tuberculeuse (1). La phtisie est donc peu commune chez le lapin. Cependant, « comme elle est suscep-

____

(1) RAYMOND et ARTHAUD. *Recherches expérimentales sur l'étiologie de la tuberculose* (*Arch. gén. de méd.* 1883, vol, I, p. 42). — KOCH, op. cit., p. 42, a noté également la rareté de la tuberculose spontanée chez le lapin.

tible de revêtir chez cet animal les caractères d'une extrême virulence, ainsi qu'en témoigne une curieuse expérience communiquée par M. Colin, d'Alfort, à l'Académie de médecine (séance du 13 mai 1879), on ne saurait trop se prémunir contre les dangers de l'usage alimentaire de la viande provenant de lapins tuberculeux » (1).

Je ne parle, bien entendu, que du lapin des zoologistes ; celui d'un certain nombre de restaurants populaires en diffère un peu. On a dit que les carnivores ne prenaient que peu ou point la phtisie ; c'est peut-être pour une raison d'humanité que messieurs les restaurateurs substituent une espèce à une autre sans le consentement du consommateur. L'intention est louable ; il est douteux toutefois que le but visé soit atteint. Le chat, parfois nourri de débris viscéraux tuberculeux, devient phtisique plus souvent que le lapin.

La tuberculose spontanée s'observe fréquemment chez les gallinacés, la poule, la dinde, le faisan, la perdrix, etc., et chez le pigeon. Pendant longtemps elle a été confondue en France avec la diphtérie. C'est Ribbert (2) qui, le premier, en a donné une bonne description histologique. Plus récemment, MM. Cornil et Mégnin (3) ont pu étudier, sur une série de poules et de faisans, la tuberculose du foie, de la rate et du péritoine, à divers degrés d'évolution.

---

(1) H. BOULEY. Loc. cit., 334.

(2) RIBBERT. *Tuberkelbacillen bei Hühneren* (*Deutsche med. Woch.*, 1883, p. 413). — Voir aussi : KOCH. Op. cit., p. 41.

(3) CORNIL et MÉGNIN. *Tuberculose et diphtérie des gallinacés* (*Comptes rendus des séances de la Société de biol,*, 15 nov. 1884, p. 617). — CORNIL et BABÈS. Op. cit., p. 634.

Non seulement les oiseaux d'une basse-cour sont susceptibles de devenir spontanément tuberculeux, mais encore ils peuvent prendre cette maladie de l'homme lui-même. Ce dernier mode de contamination est peut-être plus fréquent qu'on ne le pense, comme le montrent les observations suivantes, que j'emprunte à deux communications faites par M. Nocard à la Société centrale de médecine vétérinaire.

« Un fermier voisin de l'Ecole d'Alfort possède une basse-cour superbe qui, jusqu'ici, ne lui a donné que des sujets de satisfaction. Depuis deux ou trois mois cependant, il a perdu successivement une dizaine de poules, jeunes ou vieilles, qui toutes sont mortes dans un état de maigreur extrême. » M. Nocard a pu faire l'autopsie des dernières victimes, et chez toutes il a rencontré des lésions formidables de tuberculose abdominale. « Comment, ajoute-t-il, la maladie, s'est-elle développée dans cette basse-cour jusque-là si florissante ?

« Voici ce que l'enquête a permis d'établir à cet égard.

« Parmi les ouvriers de la ferme, il en est un qui, depuis longtemps, présente des signes manifestes de tuberculose : voix, toux, crachats, hémoptysie, sueurs nocturnes, rien ne manque au tableau, pas même la présence du bacille caractéristique dans les produits de l'expectoration. Peu à peu ce malheureux est devenu incapable de faire son travail ordinaire, et, pour ne pas le priver de tout moyen de gagner sa vie, le fermier lui a confié les soins à donner à la basse-cour. Il y a cinq ou six mois qu'il remplit cette fonction peu fatigante ; il y a trois mois qu'a succombé la première poule tuberculeuse. Le procédé de contagion est bien simple. — Je cite toujours M. Nocard. — Vous savez combien les poules sont voraces ; dès qu'on jette ou qu'on laisse tomber quelque chose, elles se précipitent pour l'avaler ; il suffit de cracher sur le sol pour les voir se disputer le maigre régal. Notre pauvre malade qui crache beaucoup, raconte lui-même en riant que ses volailles paraissent très friandes de ce supplément de ration. Il n'y a pas à chercher ailleurs la voie qu'a suivie le contage pour envahir les animaux de cette basse-cour » (1).

Le second fait est tiré de la *Zeitschrift für Microscopie und Fleischschau*, 1884, n° 4 ; il est emprunté au professeur Johne, de Dresde. En voici le résumé fait par M. Nocard :

« En mars 1883, mourait, dans un établissement de retraite, une pensionnaire qui, depuis 1881, présentait tous les signes de la phtisie. Depuis l'été de 1882, il mourut dans cet établissement un assez grand nombre de poules ; l'autopsie montra qu'elles étaient toutes tuberculeuses : maigreur extrême; intestins et foie farcis de lésions dans lesquelles foisonnaient les bacilles caractéristiques. — La malade s'occupait beaucoup de ces volailles ; elle leur donnait les restes de ses repas, souvent même de petits morceaux de viande qu'elle avait mâchés ; enfin, le contenu de son crachoir était ordinairement vidé sur le fumier, près du poulailler, et les poules aimaient à picorer la sciure agglomérée par les crachats » (2).

(1) NOCARD. *Contagiosité de la tuberculose. Infection d'une basse-cour par un homme phtisique. Bull. et Mém. de la Soc. centr. de méd. vét.*, 1885, p. 92.

(2) NOCARD. *Ibid.*, p. 98.

Enfin, il y a deux mois, Bollinger (1) présentait à la réunion des médecins et des naturalistes allemands tenue à Strasbourg, les intestins, le foie et la rate de plusieurs poules qui avaient succombé à une tuberculose provoquée par l'ingestion de crachats de phtisiques. Ces poules séjournaient fréquemment dans le jardin d'un grand hôpital qui renferme beaucoup de phtisiques, et étaient nourries avec leurs restes alimentaires. Elles avaient très souvent l'occasion d'avaler les crachats des malades. De plus, le poulailler, non couvert, se trouvait au-dessous de la fenêtre de l'une des salles.

Les effets de l'ingestion de crachats provenant de

(1) BOLLINGER. 58ᵉ *Versammlung Deutscher Naturforscher und Aertzte gehalten in Strassburg vom* 18-23 *september* 1885.

On peut rapprocher de ces cas de transmission de la tuberculose, chez les gallinacés, par l'ingestion des crachats de phtisiques, les deux faits suivants, où le même mode de transmission a été constaté chez le chien. Le premier a été rapporté par Malin, en 1839. « Une femme âgée de cinquante-huit ans, souffrant depuis plusieurs années de phtisie pulmonaire, avait un chien de chambre qui, durant une année, avala avec avidité les crachats purulents de sa maîtresse. Au bout de six mois l'animal rendit lui-même du pus en toussant, il devint maigre et creva. La malade se procura un autre chien âgé d'une année, d'un pied de haut. Celui-ci, quoiqu'on lui donnât du lait et de la viande, témoigna le même goût que son prédécesseur. Six mois après, il devint malade à son tour et creva au bout de vingt semaines. En ouvrant la poitrine, on trouva les deux poumons presque entièrement détruits par la suppuration. » (*Gaz. méd.*, 1839, p. 634).

Le second fait a été communiqué récemment par M. Nocard, à la Société de médecine vétérinaire. Le diagnostic fut rendu certain par la constatation du bacille de Koch. La nièce du propriétaire du chien, âgée de vingt ans, avait été condamnée par le médecin de la maison comme atteinte de tuberculose généralisée ; la malade crachait, vomissait, et l'animal fut vu plusieurs fois ingérant les substances rejetées. Cette jeune fille mourut quelques mois plus tard (*Bull. et Mém. de la Soc. de méd vétér.*, 1885, p. 634).

phtisiques et contenant des bacilles ont été tout récemment étudiés par M. le docteur Wesener (1). Au moyen d'une sonde œsophagienne il introduisit dans l'estomac de différents animaux des crachats frais ou desséchés, même putréfiés ou encore imbibés de sucs digestifs. Dans tous les cas où l'expérience réussit, il constata une tuberculisation des ganglions mésentériques. Trois fois seulement il observa des lésions concomitantes de même nature dans les parois de l'intestin. Cette tuberculose était manifestement plus prononcée lorsque, pendant l'expérience, on nourrissait l'animal avec du lait. Les bacilles, englobés dans le coagulum qui se formait alors, traversaient l'estomac sans être altérés. Lorsqu'on neutralisait préablement les acides de cet organe avec du bicarbonate de soude, les lésions étaient également bien plus accusées.

Dans une autre série d'expériences, le même observateur injecta les crachats à l'aide d'une seringue, directement dans l'intestin, et détermina constamment, dans les parois de ce canal, des altérations de nature tuberculeuse. Au contraire, les résultats n'étaient pas toujours favorables lorsque la substance injectée avait été soumise à une digestion préalable.

En résumé, lorsque les bacilles traversaient l'estomac avant d'arriver à l'intestin, les ganglions, mésentériques étaient pour ainsi dire seuls atteints. Par contre, lorsqu'ils étaient injectés directement dans l'intestin, les parois de celui-ci devenaient le centre de lésions tuberculeuses.

(1) WESENER. *Kritische und experimentelle Beiträge zur Lehre von der Fütterungstuberculose. Habilitationschrift.* Fribourg, 1885.

D'après M. Wesener, cette différence de résultats tient exclusivement à l'action du suc gastrique. Les acides de ce suc détruisent les bacilles complètement développés et ne laissent intacts que les spores. Celles-ci, une fois dans l'intestin, sont absorbées par les vaisseaux lymphatiques avant d'avoir eu le temps d'achever leur évolution, puis entraînées dans les ganglions mésentériques. Les vrais bacilles, au contraire, se fixent aux parois mêmes de l'intestin et, par prolifération, y développent une tuberculose.

Il résulte de ces faits, ajoute M. Wesener, que lorsque l'on rencontre chez des phtisiques des lésions tuberculeuses de l'intestin, cela tient à ce qu'ils avaient présenté un catarrhe de l'estomac —affection commune chez eux — et que leur suc gastrique avait perdu la propriété de détruire les bacilles contenus dans les crachats si souvent avalés par les malades.

Il est à noter que la transmission de la tuberculose par la muqueuse de l'appareil digestif se fait surtout par la portion sous-diaphragmatique de cet appareil.

Pour que cette transmission pût se produire par sa portion sus-diaphragmatique, il faudrait qu'il existât une solution de continuité des muqueuses bucco-pharyngée ou œsophagienne, car l'épithélium de ces muqueuses constitue une barrière assez solide. En outre, la fixation des bacilles à leur niveau est encore rendue difficile par la rapidité avec laquelle les aliments traversent le pharynx et l'œsophage.

L'infection par l'estomac n'est pas, non plus, très facile, comme nous l'avons vu, à cause de l'action destructive des acides de cet organe.

La muqueuse intestinale, au contraire, est très apte à absorber le virus tuberculeux. « En effet, la richesse vasculaire de l'intestin, la grande quantité de ses vaisseaux chylifères et l'innocuité probable pour le microbe du milieu intestinal, donnent la clef de ces nombreuses tuberculoses intestinales qu'on rencontre tant d'une façon primitive ou secondaire » (1). Cependant, ne l'oublions pas, pour que l'infection se produise par le canal intestinal il faut encore que le bacille, entraîné par les sécrétions, ne traverse pas trop rapidement ce canal et ait le temps de se fixer à un point quelconque de ses parois où il achèvera son développement (2).

Comme nous le verrons, à propos de l'inoculation par les voies respiratoires, la pénétration des microbes dans l'économie par la muqueuse intestinale semble facilitée lorsque celle-ci est enflammée ou érodée. « C'est une opinion généralement acceptée par les médecins d'enfants, dit avec raison M. Hanot (3), que l'entérite chronique est une cause occasionnelle fréquente de tuberculose intestinale. Fonssagrives parle de *diarrhées négligées* qui ne sont pas moins à redouter que les rhumes négligés. » Et plus loin : « J'ai souvent entendu le professeur Lasègue insister, dans ses cliniques, sur la terminaison assez fréquente de la typhlite à répétition par la tuberculose intestinale et péritonéale. Il citait, entre autres, l'observation d'un de ses internes en pharmacie, qui, à plusieurs

---

(1) SCHACHMANN. *Portes d'entrée et voies de propagation des bacilles de la tuberculose. (Arch. gén. de méd.*, 1885, vol. I, p. 605.)

(2) KOCH. Loc. cit., p. 81.

(3) HANOT. Article *Tuberculose*, du *Nouv. dict. de méd. et de chir. prat.*, 1884, t. XXXVI, p. 303.

années d'intervalle, fut soigné pour une typhlite aiguë
qui passait à l'état subaigu et disparaissait, ne laissant
que des troubles peu accusés dans la fosse iliaque. La
quatrième fois, la typhlite se compliqua de péritonite tuberculeuse qui enleva le malade » (1).

Je m'arrête, croyant avoir suffisamment montré combien souvent l'homme est exposé à contracter la tuberculose dans les emprunts qu'il fait, pour son alimentation,
au règne animal. Et même ne peut-on pas se demander
si la permanence de cette maladie, sa plus grande fréquence dans les villes, surtout les grandes villes comme
Paris, où l'on consomme beaucoup plus de viande que
dans les campagnes, ne tient pas, en partie, à la facilité
avec laquelle elle peut se transmettre par les voies digestives. Je dis seulement en partie, parce que, dans l'étiologie de la phtisie, il entre un autre facteur non moins
et probablement même plus important (2), qu'il nous
reste à étudier maintenant, je veux parler de la contagiosité par les voies respiratoires.

Depuis longtemps on soupçonnait que la tuberculose
pouvait se transmettre par l'intermédiaire de l'air, mais
sans pouvoir en fournir la preuve. Ce fut M. Villemin (3) qui le premier tenta de donner cette preuve. Par une
petite ouverture pratiquée à la trachée de quatre chiens,
il insuffla de la poudre de crachats provenant d'un tuber-

(1) HANOT. *Ibid.*, p. 303 et 304.

(2) En effet, l'inoculation par les voies respiratoires amène généralement la tuberculose pulmonaire, affection beaucoup plus commune que
la tuberculose abdominale qui, par contre, est la conséquence habituelle
ou du moins première, de l'inoculation par les voies digestives.

(3) VILLEMIN. *De la propagation de la phtisie.* (*Acad. de méd.*, 13 avril
1869, et *Gaz. hebd. de méd. et de chir.*, 1869, p. 261.)

culeux et rapidement desséchés. Au bout de quarante-cinq jours, un des animaux présentait les lésions caractéristiques de la tuberculose.

Quelques années plus tard, Tappeiner (1) reprit cette question et la soumit au contrôle de nombreuses expériences. En 1876, puis en 1877, il fit respirer onze chiens, une demi-heure à une heure chaque jour, dans un espace limité, où l'on avait préalablement pulvérisé une dilution de crachats de phtisiques arrivés à une période avancée de leur maladie. L'expérience fut continuée pendant un laps de temps qui varia de vingt-quatre à cinquante-deux jours. Tous les animaux devinrent phtisiques. Ce fut vers la fin de la troisième semaine que se manifestèrent les premiers symptômes.

Ces résultats furent aussitôt contestés par Schottelius (2), mais Tappeiner (3), reprenant toutes ses recherches, réfuta victorieusement les objections de son contradicteur. Depuis lors, la transmissibilité de la tuberculose par les voies respiratoires a été vérifiée à plusieurs reprises (4), et aujourd'hui elle est admise par presque tous les expérimentateurs.

(1) TAPPEINER. *Ueber eine neue Methode Tuberculose zu erzeugen* (*Virchow's Arch.*, 1878, t. LXXIV, p. 393.)

(2) SCHOTTELIUS. *Experimentelle Untersuchungen über die Wirkung. inhalirter Substanzen* (*Virchow's Archiv.*, 1878, t. LXXIII, p. 524.

(3) TAPPEINER. *Neue experimentelle Beiträge zur Inhalations Tuberculose der Hünde.* (*Ibid.*, 1880, t. LXXXII, p. 353.) — *Zur Frage der Contagiosität der Tuberculose* (*Deutsch Arch. für klin. méd.* 1881, t. XXIX, p. 595.)

(4) BERTHEAU. *Zur Lehre der Inhalations Tuberculose, in Deutsches Arch. für Klin. méd.*, 1880, t. XXVI, p. 523. — GIROUX. *Inoculabilité de la tuberculose par la respiration des phtisiques.* (*Comptes rendus de l'Acad. des sc.*, 22 mai 1882.) — FRERICKS. *Beitrage zur*

La clinique fournit aussi des preuves à l'appui de ce mode possible de transmission de la tuberculose. Voici d'abord un fait des plus démonstratifs, observé par Flendt en 1875, et dont j'emprunte le résumé aux remarquables leçons de M. le professeur Jaccoud sur la curabilité et le traitement de la phtisie pulmonaire (1).

« Dans l'automne de 1872, un ouvrier, sa femme et cinq enfants (quatre garçons de trois ans et demi à quatorze ans et une fille de quinze ans) viennent habiter dans un village de Danemark, où vivait déjà une famille composée du mari, de la femme et d'un fils adulte affecté de phtisie fébrile (*florida*). Ils restent dans ce milieu, que l'encombrement et le confinement rendaient vraiment toxique par suite de la présence du malade, jusqu'au 3 janvier 1873, époque à laquelle ils peuvent se retirer dans une

Lehre der Tuberculose (*Marburg*, 1882). — WEICHSELBAUM. *Experimentelle Untersuchungen über Inhalations-tuberculose* (*Centralblatt für die medicinischen Wissenschaften*, 1882, t. XX, p. 338). — LAJOUX. *Recherches de pathologie expérimentale sur la contagion de la tuberculose par les inhalations de crachats de phtisiques, etc.* (Th. de doct. Paris, 1884.) — KOCH. Loc. cit., p. 74.

Ce n'est pas seulement à la tuberculose pulmonaire que l'expérimentation peut donner naissance en faisant pénétrer dans les voies aériennes l'agent de la contagion de cette maladie. Elle peut aussi développer en même temps des *tuberculoses locales* dans des parties qui ont été préalablement soumises à un traumatisme. C'est ce que Schüller a montré par les expériences suivantes. Après avoir contusionné une articulation fémoro-tibiale chez des chiens et des lapins, et injecté dans la trachée de ces animaux un liquide tenant en suspension des parcelles de crachats de phtisiques, il a vu survenir une tuberculisation portant d'abord sur la jointure contuse, puis sur les poumons. (SCHULLER. *Exp. und hist. Untersuchungen über die Genese der Scrof. und. Tuberc. Gelenkentzündungen. Stuttgart*, 1880.)

(1) *Curabilité et traitement de la phtisie pulmonaire.* Leçons faites à la Faculté de médecine, 1881, p. 90.

habitation plus salubre; mais déjà, au temps de Noël, les cinq enfants qui avaient toujours été bien portants, qui n'étaient point scrofuleux, étaient affectés d'une maladie pulmonaire à évolution destructive, qui les a tués tous les cinq après une durée respective de sept semaines, trois mois, trois mois et demi, six mois et sept mois. La jeune fille de quinze ans, *qui n'avait séjourné qu'un seul jour dans cette chambre infecte*, fut atteinte comme ses frères; c'est elle qui succomba en trois mois et demi. Une autopsie fut faite, celle du plus jeune garçon qui survécut sept mois; elle montra des cavernes multiples dans le poumon droit, de nombreux foyers d'infiltration jaune dans la rate, des ulcérations tuberculeuses dans l'intestin grêle; les glandes mésentériques étaient tuméfiées et en dégénérescence caséeuse. »

Presque en même temps que Tappeiner faisait connaître ses expériences, Reich (1) publiait des faits cliniques intéressants. Il s'agit d'une sage-femme du village de Neuenberg, arrivée à une période avancée de la phtisie, et qui avait l'habitude d'aspirer avec sa bouche les mucosités qui pouvaient encombrer les premières voies des nouveau-nés qu'elle mettait au monde, et, sitôt qu'il y avait la moindre menace d'asphyxie, de lui pratiquer l'insufflation directe. Or, dix des enfants à la naissance desquels elle avait assisté, succombèrent successivement à une méningite tuberculeuse. Par contre, aucun des enfants mis au monde pendant le même laps de temps par l'autre sage-femme du même village, de bonne santé habituelle, n'était mort d'affection tuberculeuse.

(1) Reich. *Die Tuberculose eine Infections-krankheit. Berliner Klinische Wochenschrift.* 1878, p. 551.

Plus récemment, Krüche (1) a rapporté un cas semblable aux précédents. Un enfant, né d'une famille très saine et lui-même très bien portant, est pris d'une tuberculose miliaire après avoir séjourné pendant trois semaines dans une station médicale. La seule cause occasionnelle que l'on put trouver, c'est que l'enfant habitait une chambre et couchait dans un lit qu'avait occupés auparavant un phtisique arrivé au stade de la fonte purulente des tubercules.

Ces faits semblent prouver que l'air expiré par les phtisiques suffit à lui seul pour provoquer la tuberculose au même titre que l'air expérimentalement chargé de crachats desséchés. Cependant, on peut objecter, il me semble, que la sage-femme de Neuenberg a pu inoculer aux enfants des produits pulmonaires déposés sur ses lèvres.

Il y a quelques mois, j'ai présenté de mon côté (2), à l'Académie de médecine, deux exemples de transmission de la tuberculose pulmonaire chez un petit garçon et une petite fille, qui avaient séjourné longtemps auprès d'autres enfants atteints d'une phtisie avancée. Enfin, l'observation qui a donné lieu à ce rapport ne me semble pas moins probante que les précédentes. Au reste, les faits de ce genre, si j'ai bonne mémoire, ne sont pas très rares, et je ne crois pas trop m'avancer en disant que bien des médecins, dans leur pratique, en ont vu de semblables (3).

(1) Kruche. *Deutsche med. Zeitung*, t. VIII, n° 36.

(2) *Bull. de l'Acad. de méd.* Séance du 28 avril 1885 et *Union médicale*, même année, p. 865.

(3) On trouvera la confirmation de ce que j'avance dans le récent mémoire de M. le docteur Alison, qui a très bien étudié la propagation par contagion, de la tuberculose dans les petites localités, et a fait ainsi pour la phtisie pulmonaire ce que Gendron et Piedvache ont fait jadis

Il ressort, comme on le voit, de faits expérimentaux et cliniques indiscutables, que l'agent contagieux de la tuberculose peut se transmettre d'un individu malade à un individu sain par l'intermédiaire de l'air atmosphérique. Mais comment se fait cette transmission ? Est-ce seulement par l'air qu'expirent les phtisiques ou bien par les poussières des crachats desséchés qui contaminent l'atmosphère ? Ransomme (1) et Ch. Smith (2) répondent par l'affirmative à la première partie de cette question. Ransomme a condensé l'air de l'expiration avec de la glace et a constaté la présence des bacilles. Smith a fait respirer des tuberculeux sur du coton, puis a transformé ce coton en collodion et, dans celui-ci, il a pu également trouver des bacilles. MM. Charrin et Kart (3) ont fait à diverses reprises des recherches du même genre sur des malades de l'Hôtel-Dieu (service de M. Hérard). Ils ont fait expirer ces malades sur des plaques de verre enduites de glycérine, et, malgré de nombreuses préparations, ils n'ont jamais obtenu que des résultats négatifs.

« Nous ne voulons pas incriminer, ajoutent les mêmes auteurs, les faits énoncés par Ransomme, Ch. Smith, Wehde, mais nous rappellerons qu'il existe un principe fondamental de physique qui dit que, seuls les gaz ou les

pour la fièvre typhoïde. *Aperçu sur les principales causes de la phtisie pulmonaire* (*Arch. gén. de méd.*, 1835, vol. I, p. 282).

(1) RANSONNE (Arthur). *Note on the Discovery of Bacilli in the condensed aqueous vapour of the Breath of Persons affected with Phtisis* (*Procedings of the Royal Society of London*, 16 mars 1882, p. 274).

(2) SMITH (Charuley). *On the Defection of the Bacilli of Tubercle in the Breath of consumptive Patients* (*Brith. med. Journ.*, 1863, p. 105.)

(3) CHARRIN et KARTH. Virulence de la tuberculose suivant les humeurs et les tissus des tuberculeux (*Revue de médecine*, 1885, p. 661).

vapeurs peuvent s'échapper des surfaces liquides. Or, le bacille est un corps solide ; il est contenu dans un milieu moitié solide, moitié liquide, le poumon ou les mucosités des bronches, dont les surfaces ne sont point desséchées. Pour ces raisons, et en vertu de nos recherches, nous pensons que la présence de bacilles dans l'air expiré est chose exceptionnelle. »

Il est difficile, néanmoins, de ne pas admettre que cet air peut être quelquefois dangereux. Tant que le malade respire tranquillement, il est probable que l'air exhalé ne renferme pas de bacilles, mais pendant les accès de toux, que ceux-ci soient suivis ou non d'expectoration, il peut se détacher des matières visqueuses adhérant aux parois bronchiques, de fines particules qui sont entraînées par le courant d'air expiré. Elles se répandent dans l'atmosphère de la chambre du malade et peuvent devenir une source de danger pour les personnes qui se trouvent dans cette chambre (1).

Quoi qu'il en soit, ce n'est point là le mode d'infection le plus fréquent. Les particules des crachats frais ne sont

(1) L'expérience suivante de Koch, confirmative de celles de Tappeiner, Bertheau, Giboux, etc., montre que de très fines particules infectieuses, à l'état liquide, peuvent flotter dans l'air et, par suite, être inhalées. Koch broie, autant que possible, dans de l'eau distillée, des portions de poumon provenant d'un phtisique, puis ajoute une quantité d'eau suffisante pour que le mélange devienne presque limpide. Par le repos, les débris de poumon qui n'ont pas été suffisamment broyés tombent au fond du vase. La partie supérieure du liquide est recueillie, et, pendant trois jours et une demi-heure chaque fois, on fait respirer huit lapins, dix cobayes, quatre rats et quatre souris dans un espace clos où l'on a auparavant pulvérisé 50 centimètres cubes de ce liquide. Chacun de ces animaux devint tuberculeux ; les uns moururent, les autres furent sacrifiés, et chez tous on trouva les lésions caractéristiques de la tuberculose.

généralement pas assez petites pour pouvoir rester un temps assez long en suspension dans l'air. Le vrai danger vient des crachats desséchés.

C'est surtout quand il existe des excavations pulmonaires avec sécrétion abondante, que les bacilles spécifiques sont le plus nombreux et par suite la contamination de l'air se trouve plus prononcée. Toutefois, comme le fait justement remarquer M. Grancher, les bacilles peuvent se rencontrer d'une manière précoce dans les produits de l'expectoration, chez les sujets atteints d'une phtisie à forme pneumonique, quand le ramollissement est rapide. « Il en est de même — dit-il — quand la tuberculisation pulmonaire débute par une hémoptysie ou se cache sous les traits d'une bronchite diffuse avec ou sans emphysème pulmonaire » (1).

Les crachats sont souvent jetés négligemment par les malades sur le sol, les linges, etc. Ils s'y dessèchent, se réduisent en fines poussières qui s'éparpillent dans l'atmosphère, tantôt isolées, tantôt adhérentes à des parcelles de diverse nature, et assez légères pour être soulevées par le moindre courant d'air. C'est ce qui a fait dire à Koch, avec juste raison, que ce sont les souillures des étoffes faites de tissus végétaux, des poils, des crins, notamment les souillures des mouchoirs, des vêtements et des literies qu'on doit le plus redouter en pareil cas.

Je tiens à dire que dès 1869, M. Villemin (2) avait insisté

____

(1) GRANCHER (J.). *Diagnostic précoce de la tuberculose* (*Rec. de méd. vét.*, 1885, 7ᵉ série, t. II, p. 306. — Voir aussi LICHTHEIM. *Zur diagnostischen Verwerthung der Tuberkelbacillen. Fortsch. d. Med.* 1883, t. I.

(2) VILLEMIN. *De la propagation de la phtisie* (*Gaz. held.*, 1869. p. 263 et suivantes).

sur les dangers auxquels expose la mauvaise habitude qu'ont la plupart des phtisiques de projeter leurs crachats sur le sol, et je regrette de ne pouvoir reproduire ici les quelques pages qu'il consacre à ce sujet.

La poussière des crachats, une fois parvenue dans les voies respiratoires, pénètre plus ou moins profondément suivant l'énergie de la respiration ; elle peut s'arrêter aux parois des parties supérieures de l'arbre aérien ou arriver jusqu'aux alvéoles et s'introduire ensuite dans l'organisme. Ce n'est pas le lieu d'étudier ici par quel mécanisme s'opère cette pénétration, ce serait sortir de notre sujet. Disons seulement que certaines circonstances favorisent cette variété d'inoculation, par exemple, la chute momentanée de l'épithélium des voies respiratoires, un catarrhe prolongé de ces même voies, toute affection qui gêne les efforts de toux, etc. ; mais, par contre, la transmission peut être entravée dans une certaine mesure par la lenteur avec laquelle, ainsi que nous l'avons dit, se développent les spores bacillaires. Avant que celles-ci n'aient pu acquérir le degré de développement qui, d'après Koch, leur est nécessaire pour agir, les cils vibratils de la muqueuse trachéobronchique en ont souvent déjà, suivant toute probabilité, débarrassé les voies aériennes.

L'atmosphère peut encore être contaminée par les bacilles que renferment parfois les matières fécales des phtisiques (1), surtout si la tuberculose a également envahi une partie de l'intestin.

En se desséchant et se réduisant en poussière ténue, ces

(1) Koch. Loc. cit., p. 81.

matières peuvent être une source de dangers au même titre que les produits de l'expectoration.

Les excréments des enfants atteints de phtisie pulmonaire sont surtout dangereux. Les recherches faites à ce sujet ont montré qu'ils contiennent des bacilles, alors même que n'existe encore aucune lésion tuberculeuse du péritoine ou de l'intestin. En effet, nous savons que les enfants avalent leurs crachats et, par conséquent, introduisent des bacilles dans leur canal digestif. Ajoutez que souvent le linge et les objets de literie souillés par leurs déjections restent exposés plus ou moins longtemps à l'air libre dans des pièces occupées par plusieurs personnes.

La remarque précédente est également applicable aux urines, qui sont parfois virulentes (1), c'est-à-dire renferment des bacilles (2). Je ne parle, bien entendu, que des cas où les reins ne sont pas malades, car lorsqu'il existe de la tuberculose génito-urinaire, la présence des bacilles dans les urines est fréquente. Mais je me hâte de dire que le danger qui pourrait provenir des matières fécales aussi bien que des urines ne saurait être comparé à celui que fait courir l'inhalation des poussières de crachats.

On comprend, d'après ce que je viens de dire, combien le séjour prolongé auprès de personnes atteintes de phtisie peut devenir dangereux, surtout s'il a lieu dans un endroit où l'air n'est pas suffisamment renouvelé. Or, cette condition peut se rencontrer dans une foule de cir-

(1) TOUSSAINT. *Sur la contagion de la tuberculose par les liquides de sécrétion*, etc. (*Bull. de l'Acad. des Sciences*, 8 août 1881).

(2) CHARRIN et KARTH. *Virulence de la tuberculose*, etc. (*Revue de médecine*, 1885, p. 661).

constances, aussi bien dans la famille qu'à l'école, dans les casernes, les prisons ou l'hôpital, en un mot, dans toutes les grandes agglomérations.

Dans la famille où s'est développé un cas de phtisie pulmonaire — je ne parle, bien entendu, que de la phtisie acquise, et non de la phtisie héréditaire, car dans ce dernier cas l'interprétation devient complexe — la contagion peut évidemment s'opérer entre ses divers membres, par l'intermédiaire de l'air, si aucune précaution hygiénique n'est prise. C'est ce qui eut lieu dans l'observation que j'ai rapportée au début de ce rapport, c'est ce qui a déjà été constaté bien des fois. Mais ce n'est pas seulement à la respiration d'un air souillé par des poussières de crachats qu'est due la contagion. L'ingestion d'aliments pris en commun, auxquels ces poussières ont pu se mêler, doit aussi être quelque peu incriminée (1).

Il est difficile, aujourd'hui, de nier la contagion de la tuberculose entre conjoints. Elle a été constatée d'une manière positive par un bon nombre d'observateurs (2).

(1) Les faits de transmission de la tuberculose par la cohabitation sont très communs, comme on sait chez les bovidés. Dans bon nombre de cas, on a constaté que la maladie avait été introduite dans des étables jusqu'alors indemnes par une vache malade et que c'étaient les voisines de celle-ci qui avaient été atteintes en premier lieu. La tuberculose ne disparut qu'après l'évacuation complète de l'étable, sa désinfection et l'achat de nouvelles vaches (JOHNE, loc. cit.).

Il est probable qu'ici la viciation de l'air par les bacilles joue un certain rôle, que ceux-ci proviennent de l'air expiré par l'animal atteint de pommelière, ou bien de particules de muco-pus expulsées des bronches par les quintes de toux ou encore des mucosités qui s'écoulent du nez, souillent les mangeoires et les murs, se dessèchent et sont finalement disséminées sous forme de poussière ténue. Nous avons vu que la transmission peut se faire aussi par les voies digestives.

(2) Sans remonter au delà de ces dernières années, je citerai : Mus-

Seulement, le point sur lequel on n'est pas encore fixé, c'est son degré de fréquence, et il ne sera réellement possible de le préciser qu'au moyen de statistiques nombreuses (1).

L'inhalation d'un air contaminé par la poussière des crachats et l'ingestion d'aliments qui ont pu subir la même altération jouent certainement le principal rôle dans la transmission de la tuberculose entre conjoints. Cependant, il est deux autres facteurs dont il faut encore tenir un certain compte, je veux parler des baisers échangés sur les lèvres (rapports de *basiation*, suivant l'expression de M. H. Bouley) et des rapports conjugaux.

L'échange de baisers intimes avec un tuberculeux n'est pas sans danger. En effet, outre la possibilité d'une infection par l'intermédiaire de la salive — dont la contagiosité, malgré les expériences de M. Toussaint, n'a cependant pas encore été rigoureusement démontrée, — n'expose-t-il pas à une inoculation directe par les produits venus des poumons et quelquefois même d'ulcérations tuberculeuses des lèvres elles-mêmes, de la langue, des amygdales ou du voile du palais? Ces ulcérations, ainsi que la plupart des tuberculoses locales, sont souvent des nids à microbes.

GRAVE CLAY. *Etude sur la contagion de la phtisie pulmonaire*. Th. de doct. Paris, 1872. — LANDOUZY. *Comment et pourquoi on devient tuberculeux* (*Progrès médical*, 1882, p. 627, 648, 666, 693 et 700). — DEBOVE. *Leçons sur la tuberculose parasitaire* (*Progrès médical*, 1883, p. 726). — VALLON. *La contagion de la tuberculose et sa prophylaxie* (*Bull. de la Société méd. des hôpitaux*, 1884, p. 268).

(1) D'après les faits que j'ai observés, je crois que la fréquence de la transmissibilité de la tuberculose entre conjoints a été un peu exagérée. C'est aussi l'opinion de M. LEUDET, de Rouen (*Bull. de l'Acad. de méd.*, 14 avril 1885), et d'ALISON. Loc. cit., p. 282.

D'après des travaux récents, la transmission de la tuberculose paraît aussi pouvoir se faire par les voies génito-urinaires. Ce mode de transmission, soupçonné par Cohnheim (1), a été mis en évidence par une série d'observations cliniques assez probantes.

La première fut publiée en 1883, par M. Verneuil (2). Il s'agit d'un jeune homme de vingt-deux ans, indemne de toute tuberculose, acquise ou héréditaire, et qui, à la suite d'une blennorrhagie, fut atteint d'une tuberculose de l'épididyme. On ne put trouver chez ce malade, comme cause occasionnelle, qu'un rapport sexuel suspect.

Deux mois plus tard, M. Cornil (3) présentait à la Société anatomique une observation de cystite tuberculeuse survenue chez un jeune homme de quinze ans, après un coït avec une fille publique. L'examen microscopique du pus y révéla l'existence des bacilles de Koch.

L'année suivante, M. le docteur Verchère (4) rapporta dans sa dissertation inaugurale, un cas analogue à celui de M. Verneuil et M. Fernet (5) communiqua à la Société médicale des hôpitaux quatre nouvelles observations de

(1) COHNHEIM. *Ueber Infections tuberculose*. Leipzig, 1881 ; *La tuberculose au point de vue de l'infection*, traduction de Musgrave Clay. Paris, 1882.

(2) VERNEUIL. *Hypothèse sur l'origine de certaines tuberculoses génitales dans les deux sexes*. Lettre à M. Alfred Fournier. (*Gaz hebdom.*, 6 avril 1883, 2° série. t. XX, p. 225).

(3) CORNIL. *Tuberculose des organes génito-urinaires*. (*Bull. de la Soc. anat. de Paris*, 27 juillet 1883, 4° série, t. VIII, p. 344.) — CORNIL et BABÈS. Op. cit., p. 620 et 615.

(4) VERCHÈRE. *Des portes d'entrée de la tuberculose*, 1884, p. 98.

(5) FERNET. *De l'infection tuberculeuse par la voie génitale*. (*Bull. et Mém. de la Soc. médicale des hôpitaux*, 26 déc. 1884, 3° série, t. I, p. 420).

tuberculose transmise par la voie génitale, deux concernant des hommes, et deux des femmes.

Enfin, récemment, MM. les docteurs Richard (1) et Bories (2) on publié, chacun de leur côté, un cas de transmission probable de tuberculose par la même voie.

Il semble, d'après tous ces faits, que, chez l'homme qui devient phtisique à la suite de rapports sexuels avec une femme atteinte d'une tuberculose primitive ou secondaire des organes génitaux — ulcérations tuberculeuses de la vulve, du vagin et du col de l'utérus (3) — la série des accidents commence le plus souvent par une blennorrhée souvent rebelle et probablement de nature tuberculeuse, laquelle est suivie d'une tuberculose d'abord testiculaire, prostatique ou vésicale, puis péritonéale, et enfin pulmonaire.

Chez la femme qui présente des signes de phtisie consécutivement à des rapports sexuels avec un homme atteint de tuberculose pulmonaire et génitale ou génitale seule, le premier phénomène morbide est souvent une

(1) RICHARD. *Transmission de la tuberculose par la voie génitale* (*Ibid.*, 27 fév. 1885, 3° série, t. II, p. 63.)

(2) BORIES. *Observation de transmission probable de tuberculose par la voie génitale* (*Revue d'hygiène et de police sanitaire*, 20 sept. 1885, p. 144).

Consulter encore : VALLIN. *De l'infection tuberculeuse par la voie génitale* (*Bull. de la Soc. méd. des hôpitaux*, 1885, p. 1, et *Revue d'hygiène et de police sanitaire*, 1885, p. 744).

(3) BROUARDEL. *De la tuberculisation des organes génitaux de la femme*. Th. de doct. Paris, 1865. — CORNIL et RIGAL. *Deux cas d'ulcérations tuberculeuses du vagin et du col de l'utérus* (*Bull. de la Soc. anat.*, 1879, p. 100.) — VERMEIL. *Les lésions des organes génitaux chez les tuberculeuses*. Th. de doct. Paris, 1880. — MAYOR. *Bull. de la Soc. anat.*, 1881. — LUKAZŒWICZ. *Kentniss der Tuberc. der Weibl. Gen. App. Dorpat*, 1881. — BABÈS. *Bull. de la Soc. anat.*, 1883, p. 343.

leucorrhée tenace, puis la tuberculose se localise sur les organes pelviens (vagin, ultérus, trompes, etc.), se propage au péritoine et finalement envahit les poumons (1).

Lorsque les accidents suivent l'ordre que nous venons d'indiquer, il est difficile d'admettre que l'infection s'est produite soit par la vie en commun, soit par la promiscuité prolongée dans la même chambre et le même lit.

Je ne puis évidemment m'étendre sur ce sujet qui, du reste, est encore à l'étude (2); je tiens seulement à rappeler le danger auquel exposent les rapports avec un sujet atteint de tuberculose.

Ce mode de transmission de la tuberculose a été également constaté chez les animaux. Zchokke, au dire de Gœring (3), aurait observé le développement de cette maladie chez trente poules d'une exploitation. La contamination avait eu lieu à la suite du coctage avec un coq phtisique. Les organes respiratoires furent trouvés intacts, mais le foie était parsemé de tubercules ainsi que la muqueuse intestinale. Chez beaucoup de ces animaux,

(1) On a également invoqué, pour expliquer la transmission de la tuberculose par les rapports sexuels, du mari à la femme, la possibilité d'une contamination de celle-ci, comme pour la syphilis, par l'intermédiaire du fœtus. Cette hypothèse semble avoir trouvé une confirmation dans les récentes recherches de MM. STRAUS et CHAMBERLAND (*Existence des bacilles tuberculeux dans le placenta*), ou encore dans celles de MM. LANDOUZY et MARTIN (*Transmission de la tuberculose par inoculation d'un fragment du muscle cardiaque d'un fœtus provenant d'une mère phtisique*). Voir HANOT. Article *Tuberculose* du *Nouv. Dict. de méd. et de chir, prat.*, 1884, t. XXXVI, p. 241).

(2) RECLUS. *De l'infection tuberculeuse par la voie génitale* (*Gaz. hebd.* 1885, p. 184.)

(3) *Die Verbreitung der Tuberculose des Rindes in Bayern i. J.* 1878, par GŒRING. *Deustche Zeitschrift f. Thiermedicin*, t. VI, 1880, p. 137.

il y avait des tubercules volumineux dans les ovaires et sur le péritoine.

On a observé aussi, d'après Johne (1), des faits de ce genre chez les bovidés. Ainsi, Zippelius aurait vu des taureaux phtisiques transmettre la tuberculose à dix vaches. D'après Harstick, plus de soixante vaches saines seraient devenues phtisiques après la saillie par des taureaux tuberculeux à un haut degré.

Nous avons vu que l'air ambiant est un des véhicules les plus communs du contage de la tuberculose. J'ajouterai qu'il est d'autant plus dangereux qu'on s'en méfie moins, et pourtant il est à redouter, qu'il s'agisse des agglomérations humaines ou de la famille.

En ce qui concerne les agglomérations — que nous pouvons considérer comme de grandes familles accidentelles — nous trouvons également des conditions communes de transmissibilité par l'intermédiaire de l'air ambiant, et même on peut dire que, là, ces conditions sont souvent plus favorables que dans la famille réelle. En effet, dans celle-ci, les enfants couchent quelquefois dans des chambres séparées, ils sortent dans la journée. Au contraire dans bien des agglomérations humaines, à l'école, par exemple, le séjour en commun dure six heures avec une principale interruption d'une heure et quelques autres à peu près insignifiantes. Les mesures hygiéniques que l'enfant prend de lui-même en obéissant à son besoin de mouvement n'existent plus; l'immobilité prolongée est la règle. Il faut avouer que ce milieu peut devenir très favorable à la transmission de la tuberculose.

(1) JOHNE. Loc. cit., p. 83.

Si, maintenant, nous tenons compte de ce fait que les classes de nos écoles renferment en moyenne quarante élèves, il est difficile de supposer qu'il n'existe pas dans toutes au moins un tuberculeux, je ne veux pas dire un phtisique au troisième degré, mais un enfant ayant déjà la toux et le catarrhe bronchique du début, et dont les crachats sont déjà bacillés. Cet enfant guérira peut-être, il n'en est pas moins dangereux. Il est à peu près certain que l'agent infectieux ne restera point inerte au milieu d'individus en voie de croissance, s'enrhumant comme on s'enrhume dans l'enfance, c'est-à-dire au moindre changement brusque de température, et alimentés trop souvent d'une manière insuffisante ; il est à peu près certain, dis-je, qu'il fera des victimes.

Sous ce rapport, il y aurait à faire une statistique qui pourrait être fort instructive, celle de la mortalité par phtisie chez les enfants qui fréquentent les écoles ; il serait bon, je crois, dans l'enquête destinée à la dresser, de noter avec soin l'état de santé antérieur et l'hérédité ; on pourrait, lorsque ces deux causes seraient éliminées, incriminer à juste titre le milieu et mieux concevoir que nous ne le faisons les *desiderata* hygiéniques de nos écoles. Pour mon compte, j'ai fait assez souvent cette enquête chez des enfants de ma consultation hospitalière, et j'ai trouvé un certain nombre de jeunes poitrinaires fréquentant l'école et chez lesquels on ne pouvait relever ni antécédents héréditaires ni antédents individuels de tuberculose. A quoi donc s'en prendre en pareil cas, sinon au milieu ?

Faisons encore remarquer que le renouvellement défectueux de l'air dans un milieu contenant 30 ou 40 individus dont un, souvent plusieurs, sont capables de transmettre la tuberculose, est un danger sérieux qu'il faut ajouter à tous les autres.

Ce que je viens de dire s'applique également aux prisons, aux ateliers, etc. Dans les établissements faits pour la vie en commun, tels que les pensions, les lycées, les couvents, il y a toujours à redouter, alors même que la propreté y est très grande, la dissémination des poussières de crachats desséchés par les mouchoirs, les linges, qui peuvent être secoués sans précaution.

Quant aux casernes, je me bornerai à ces quelques remarques. La fréquence de la phtisie pulmonaire dans l'armée française avait frappé de bonne heure l'attention de nos confrères militaires ; « dès l'année 1845, le conseil de santé des armées mettait au concours l'étude des causes de la phtisie chez nos soldats et des moyens de la prévenir ; l'auteur du mémoire couronné, M. le professeur Godelier (1), évalue à 6 pour 1,000 la mortalité par phtisie dans notre armée (2). »

Aujourd'hui, cette mortalité est toujours un peu plus forte dans la population militaire que dans la population civile, et, cependant, les conseils de révision écartent non seulement les sujets atteints de tuberculose bien con-

---

(1) GODELIER. *Sur les causes du fréquent développement de la phtisie pulmonaire parmi les soldats* (*Mémoires du médecin militaire*, 184, 1re série, vol. LIX, p. 1).

(2) LAVERAN (A). *Traité des maladies et épidémics des armées en campagne*, 1875, p. 307.

Consulter aussi : MARVAUD (A). *Étude étiologique, statistique et critique sur la phtisie dans l'armée* (*Ann. d'hyg. et de méd. lég.*, 1880, 3e série, t. III, p. 110 et 213). — COLIN (L.). Article *Morbidité militaire* (*Dict. encyc. des sciences méd.*, 1874, t. IX, p. 380.)

firmée, mais encore tous les individus débiles. En présence d'un pareil fait n'est-on pas en droit d'incriminer l'encombrement des casernes (1) ? Qu'il se trouve parmi les nombreux soldats qui couchent dans la même chambrée un phtisique à expectoration abondante, ne devient-il pas une source permanente de danger pour ses voisins ? « En général, dit M. Villemin (2), avant de succomber ou de rentrer dans ses foyers, le soldat phtisique séjourne plus ou moins longtemps au milieu de ses camarades. La maladie l'amène à l'hôpital, où le maintient quelque temps l'espoir d'une guérison complète, mais l'ennui le fait retourner à la caserne lorsqu'il sent un peu d'amélioration. Qu'on se représente les demeures du soldat dont le noir et crasseux plancher est inondé de toutes les expectorations. Une ou deux fois le jour, un grossier balai met en mouvement la poussière qui résulte de la dessiccation des substances incrustées dans le sol. Le nuage poudreux qui s'élève des environs du lit d'un tuberculeux est-il toujours innocent pour ceux qui le respirent, pour ceux qui en avalent les parcelles sur leur pain déposé sans précaution sur une planche ? »

(1) La fâcheuse influence de l'encombrement dans les casernes semble démontrée par ce double fait que la phtisie est plus fréquente dans les casernes d'infanterie que dans celles d'artillerie et de cavalerie, où l'accumulation des hommes est moins grande (infanterie de ligne 6.5 pour 1,000 ; artillerie, 4.9 et cavalerie, 4.4 ; MARVAUX, loc. cit., p. 335) et qu'il suffit qu'un régiment soit campé pour que la phtisie diminue.

En France, MM. Tholozan, Boudin, Michel Lévy, Godelier, Léon Colin, Laveran, Morache, etc., ont signalé les conditions peu satisfaisantes que présentent la plupart des casernes, et montré combien ces conditions sont favorables au développement de la tuberculose parmi les soldats.

(2) VILLEMIN. *De la propagation de la phtisie* (*Gaz. hebd.*), 1869, p. 264.

L'hôpital est plus encore que la caserne un milieu favorable au développement de la tuberculose. Jusqu'à notre époque, on n'avait généralement pas cru à la contagion de cette maladie. Les phtisiques fort nombreux dans la plupart de nos hôpitaux, sont disséminés sans souci des conditions de réceptivité de leurs voisins. Ainsi un poitrinaire ayant des cavernes est admis et couché au n° 3, par exemple ; le lendemain entre un malade atteint de catarrhe pulmonaire, on le met tout aussi bien au n° 2 ou au n° 4, c'est-à-dire dans les lits les plus proches, que partout ailleurs ; et pourtant cet homme, dont la muqueuse respiratoire n'est plus normale, se trouve dans des conditions excellentes pour l'absorption, par les voies aériennes, du bacille spécifique. Je rappellerai que les malades prennent ordinairement leurs repas dans la salle commune, et que par suite, leurs aliments peuvent être contaminés par les poussières infectieuses dont l'air est surchargé.

L'enquête dont j'ai parlé à propos des écoles aurait ici sa raison d'être. Combien de malades entrés une première fois à l'hôpital n'ont plus jamais, après leur sortie, retrouvé une santé parfaite ? Combien ont succombé à la tuberculose ? Il est encore bien difficile de ne pas songer à mettre cette maladie sur le compte du milieu hospitalier (1).

---

(1) M. le docteur Landouzy a fait justement remarquer que l'on voit quelquefois les tabétiques, les paralytiques et les cancéreux devenir phtisiques, dans nos hôpitaux, lorsqu'ils y sont depuis longtemps. Il est rare, au contraire, d'observer semblable complication chez les malades de même espèce dans la clientèle civile (LANDOUZY. *Comment et pourquoi on devient tuberculeux. In Progrès médical*, 1882, p. 702).

Malgré l'amélioration des conditions sociales et du bien-être des classes populaires, la phtisie fait toujours, parmi elles, de très grands ravages, peut-être même est-elle en progrès. Doit-on, comme le veulent certains sociologues misanthropes, parler d'une dégénérescence de la race ? C'est là une conception sentimentale avec laquelle l'observation n'a rien à voir. Pour ma part, je crois plutôt à l'influence du milieu ; la population des écoles a augmenté dans une proportion considérable, la population des ateliers a augmenté comme celle des casernes ; l'augmentation a également été considérable dans les quartiers dits populaires des grandes villes, quartiers aux ruelles sombres, aux maisons sans air, malpropres, sur lesquelles le passage d'une maladie épidémique à marche aiguë attire de temps en temps l'attention. Mais le choléra, la fièvre typhoïde accordent des trèves, la tuberculose n'en accorde pas ; la rue dans laquelle l'air ne circule point, l'escalier qui n'est jamais lavé, qui est balayé parfois d'une façon sommaire, ces cours à détritus qui rappellent les *pozzi* de Venise, ce sont autant de fabriques de tuberculeux qu'on ne réussira à faire disparaître que par des règlements administratifs rigoureux et rigoureusement observés.

J'arrive maintenant à la seconde partie de mon rapport. J'ai fait connaître le mal, j'essaierai maintenant d'indiquer les moyens que l'expérience a montrés les plus efficaces pour son atténuation.

III

Si j'ai insisté aussi longuement sur une question qui semble plutôt tenir à la pathologie qu'à l'hygiène, c'est que toute la prophylaxie dépend de l'étiologie. C'est par elle, en effet, qu'on répond ordinairement aux indications primordiales. S'il n'est pas toujours aisé d'enlever la cause d'une maladie, il est souvent possible d'entraver son action ou de la neutraliser jusqu'à un certain point ; tout cela c'est l'affaire de l'hygiène, de l'hygiène publique surtout.

Dans le chapitre précédent, nous avons fait graviter toute l'étiologie de la phtisie autour de deux grandes causes, l'hérédité et la contagion. On a cru longtemps, comme nous l'avons vu, à la transmission intégrale de la tuberculose des parents aux enfants. Les recherches qui démontrent nettement la spécificité de la maladie ont porté un coup sérieux à cette doctrine. Dans la grande majorité des cas, l'enfant ne naît probablement pas tuberculeux. Cela veut-il dire que l'hérédité est une quantité négligeable, que la succession organique n'a rien à voir dans l'étiologie? Nullement. Nous l'avons dit et nous le répétons, l'hérédité est un facteur de première importance ; qu'elle transmette le germe ou le sol tout préparé pour la culture, peu importe. L'hérédité unilatérale est un danger pour la descendance, l'hérédité bilatérale un péril presque imminent. La tuberculose constitue une véritable consanguinité morbide dont les conséquences sont bien autrement certaines et tout aussi graves que celles de la consanguinité

vulgaire. Les mariages entre tuberculeux sont donc dangereux au point de vue social. Faut-il les défendre, ajouter
une nouvelle interdiction aux interdictions prévues par
le code ? Personne, évidemment, ne pourra songer à une
mesure de cette nature, d'autant plus que la prohibition
du mariage n'impliquerait pas nécessairement la suppres-
sion de la postérité. Ce que nous pouvons faire, c'est de
donner l'éveil, de signaler au public le danger des unions
contractées dans de pareilles conditions, d'évoquer l'image
funèbre d'enfants frappés avant l'âge, de deuils que la
science ne saurait prévenir.

L'hérédité n'est pas seule à préparer le terrain. On
considérait autrefois la tuberculose comme une résul-
tante, comme le terme ultime de la plupart des dépres-
sions organiques. Actuellement, nous n'envisageons plus
les choses au même point de vue, mais nous accordons la
même importance que nos devanciers à cet état spécial
auquel M. le professeur Bouchardat a donné le nom pittoresque et juste de *misère physiologique*. Dépression héréditaire ou dépression acquise par une alimentation insuffisante, un travail exagéré, des excès de toute nature,
voilà deux facteurs excellents pour créer la réceptivité à
l'égard du bacille tuberculeux. Il y a dans l'atmosphère
des grandes forêts nombre de spores de champignons
parasites. Sur les arbres vigoureux ces spores sont
vite stérilisées, mais les sujets dont la couche vi-
vante ne présente qu'une faible activité sont envahis ;
ils sont tués mécaniquement et physiologiquement parce
que le champignon greffé sur eux prend la place de leurs
organes vitaux et les use, parce qu'il les pille et leur en-
lève une partie des aliments qui leur sont indispensables.

Les mêmes phénomènes se produisent chez l'homme et l'animal, seulement les parasites sont des infiniment petits. Le microbe de la tuberculose aime les organismes affaiblis, à échanges peu actifs : il y vit et y prospère. L'hygiène peut beaucoup dans ces conditions, sans doute ; mais ses préceptes sont exclusivement individuels. J'ajouterai qu'ils sont médicaux. Le mythe antique qui faisait d'Hygien une des filles d'Asclepios est toujours vrai : demander aux individus de prendre spontanément les mesures que l'expérience et le bon sens indiquent, c'est réclamer l'impossible ; il n'y a qu'un moyen pour arriver à ce but : faire rentrer les prescriptions hygiéniques dans une prescription médicale, leur donner le prestige de la science.

Nous sommes relativement mieux armés contre la seconde cause de la tuberculose, la contagion ; nous savons par où l'agent infectieux pénètre dans l'économie ; nous pouvons tenter, probablement avec quelque chance de succès, de l'arrêter à l'entrée. Cela ne veut pas dire que du jour au lendemain nos efforts seront couronnés de succès, que nous pourrons supprimer la phtisie par mesure de police ; en revanche, on peut dire que toute précaution rationnelle, que toute amélioration hygiénique produit des résultats et diminue le nombre et l'importance des maladies contre lesquelles elle est dirigée.

Le bacille tuberculeux, avons-nous vu, pénètre : 1° par la peau ; 2° par les voies digestives ; 3° par l'arbre aérien.

Je ne dirai rien de la voie cutanée, il suffit de l'avoir signalée.

Des recherches que j'ai longuement exposées dans la première partie de ce rapport, il ressort que les substan-

ces alimentaires provenant d'animaux tuberculeux intro-
duites dans le tube digestif peuvent donner la tuberculose
à l'homme. Ces substances sont le lait, la chair musculaire et les parenchymes.

Le lait est spécialement dangereux, on ne saurait prendre trop de précautions pour le rendre inoffensif; il est
dangereux dans le cas de mammite tuberculeuse, dangereux encore parfois, alors que le pis ne présente ni ulcération, ni inflammation. Il est impossible de songer à le
rendre salubre au moyen d'antiseptiques ; il faudrait les
employer à des doses telles qu'ils produiraient quelque
chose de plus qu'une altération désagréable de la saveur :
le lait désinfecté d'une manière efficace serait une solution
toxique au premier chef. Par contre, on peut recourir sans
danger, et avec toute espèce d'avantages, à un agent
physique : la chaleur. Les recherches récentes de M. H.
Martin (1) ont démontré que le virus tuberculeux perd ses
propriétés nocives à environ 100°, c'est-à-dire que pour
être certain qu'un lait est inoffensif, il faut toujours le
faire bouillir (2). J'ajoute qu'il faut toujours faire bouillir
celui que l'on consomme à Paris. Les vaches laitières qui
le donnent sont alimentées de manière à ce que l'on ob-
tienne la quantité maximum de lait en vingt-quatre heu-

(1) H. MARTIN. *Sur la transformation du tubercule vrai ou infectieux
en corps étranger inerte sous l'influence de hautes températures et de réac-
tifs divers* (*Rev. de méd.*, 1882, p. 905).

(2) Au congrès de Düsseldorf, tenu en juin et juillet 1876, l'assemblée
vota la proposition suivante : « Le lait cru pouvant être le véhicule de
germes morbides et spécialement de la pommelière, doit toujours être
bouilli avant d'être livré à la consommation, ainsi d'ailleurs qu'on le con-
seille d'ordinaire ».— VALLIN. *Le lait des vaches phtisiques peut-il transmettre la tuberculose?* (*Ann. d'hyg. et de méd lég.*), 1878, 3ᵉ sér., t. I, p. 32).

res. Comme ce liquide est vendu tel quel, on s'inquiète peu des qualités de son contenu, matières grasses ou azotées ; à aucun point de vue il n'est comparable à celui des pays où l'on fait surtout le commerce du beurre et du fromage. Le plus mauvais, et je me place ici à propos du lait importé dans l'hypothèse d'une probité commerciale malheureusement trop rare aujourd'hui, le plus mauvais, dis-je, est celui qui vient des vaches nourries dans les établissements urbains. Celui-là est à peu près certainement dangereux sans l'ébullition. Nous pourrions cependant, il me semble, faire disparaître le danger, mais pour cela il faudrait modifier les conditions dans lesquelles se fait l'inspection des vacheries. Aujourd'hui, on se contente de parer aux inconvénients qu'elles peuvent présenter pour le voisinage. L'odeur du fumier n'est-elle point gênante ? L'écoulement régulier du purin est-il assuré ? L'aération est-elle convenable ? Tout cela est bien, sans aucun doute, mais ne suffit pas. Il est temps de songer un peu plus à la population même de l'étable. Les animaux sont-ils sains, le lait est-il salubre ? Voilà deux points sur lesquels doit également porter l'attention des inspecteurs.

Il serait à désirer qu'en médecine vétérinaire on pût reconnaître avec la même précision qu'en médecine humaine la tuberculose pulmonaire à sa période initiale. Malheureusement, la conformation de l'animal crée de telles difficultés que les hommes les plus compétents déclarent unanimement le diagnostic tout à fait impossible au début. La toux, l'essoufflement, la fièvre, la tuméfaction des ganglions lymphatiques du cou, l'amaigrissement, etc., sont des symptômes d'une grande valeur, sans doute, mais le défaut de renseignements fournis à cette période par la percussion et l'auscultation ne permettent pas de se prononcer avec certitude. Il y a cependant deux moyens que les inspecteurs pourraient utiliser : la recherche des bacilles dans le *jettage* et son inoculation à des animaux d'épreuve. Du reste, si les symptômes de probabilité impliquent la nécessité d'une inspection et d'une surveillance minutieuse, il ne saurait entrer dans l'esprit de personne de prendre des mesures radicales sur un simple soupçon.

L'inspection du lait est plus facile et donne des résultats plus certains. S'il y a de la tuberculose du pis, plus de doute; dans le cas contraire, on devra recourir à l'examen microscopique ou à l'expérimentation.

Un dernier mot sur cette question du lait. Il me semble possible de concilier les intérêts d'une industrie estimable, ou qui doit l'être, et ceux de l'hygiène publique. Une mesure vraiment radicale serait d'expulser les vacheries des grandes villes, lorsque l'aération laisse à désirer ou que l'animal ne fait pas d'exercice et est par conséquent exposé à tous les dangers de la stabulation. Mais pour Paris, il n'y a guère d'illusions à conserver, les nourrisseurs iraient à Vincennes, à Montrouge, à Arcueil, etc., dans des rues qui ne seraient pas mieux aérées; ils n'auraient guère plus soin de leurs animaux. Il faudrait, pour supprimer tous les dangers, modifier au besoin les règlements existants et apporter une véritable rigueur dans l'exécution des mesures jugées nécessaires. Pour le moment, ce qu'il importe de faire, c'est d'exiger des vacheries intra-urbaines des conditions d'hygiène excellentes; de n'accorder de nouvelles autorisations que quand ces conditions existent;

de ne pas hésiter à dresser des contraventions à la moindre dérogation aux règlements; de faire, en un mot, que le propriétaire, pour lequel le rendement est le but principal, soit obligé, à son corps défendant, de ne pas tenir l'hygiène en trop faible estime.

Nous avons, dans le précédent chapitre, rappelé les nombreuses expériences qui démontrent la possibilité de l'infection par l'alimentation avec des viandes provenant d'animaux tuberculeux, et sans aller, dans cette voie, aussi loin que M. Toussaint — qui, peut-être n'a pas toujours pris toutes les précautions nécessaires pour éviter les chances d'erreur — il nous semble impossible de ne pas admettre qu'il y a un danger réel à ingérer cette viande. La tuberculose des bovidés n'est point une rareté. Si la proportion d'animaux atteints de cette maladie n'est, d'après M. Villain, que 0.6 pour 100, il ne faudrait pas cependant en tirer des déductions applicables à toute la viande consommée à Paris. Celle que l'on vend le matin aux Halles, à la criée, ne rentre pas dans cette statistique; et encore est-elle soumise à l'inspection; mais quelquefois aussi on introduit à la main une certaine quantité de viande qui échappe à tout contrôle (1). Il n'est pas possible de savoir si les animaux débités de la sorte étaient tuberculeux, car les bouchers expéditeurs ont soin de préparer les viandes de telle sorte que rien ne puisse en diminuer la valeur commerciale. Si le poumon, la plèvre ou le péritoine, présentent quelques caractères susceptibles de donner l'éveil à un œil exercé, on s'em-

---

(1) Colin (L.). Article *Paris*, du *Dict. encyclop. des Sc. méd.*, 1855, 2e série, t. XX, p. 275.

presse de les faire disparaître et on n'envoie au marché que des morceaux qui semblent de premier choix.

Il est facile de concevoir le danger que présente le débit d'un animal tuberculeux : sans doute l'enlèvement des foyers d'élection ordinaire des lésions l'atténue, mais ne le fait point disparaître. La chair musculaire, la portion alimentaire par excellence, peut renfermer des agents infectieux; on frémit en pensant au nombre de personnes qu'un seul animal est susceptible de contaminer. Il est vrai qu'il y a des correctifs, la cuisson d'abord. Gerlach croyait l'infection possible après la cuisson; le tout est de savoir à quel degré de chaleur elle avait été portée. Le bœuf cuit à la température de l'ébullition de l'eau — il entre pour une grande part dans l'alimentation de la population ouvrière de Paris — perd tout caractère virulent. En revanche, le bœuf grillé ou rôti est dangereux. Les recherches de M. Vallin (1) ont démontré que d'ordinaire les parties centrales ne dépassent pas la température de 58° et peuvent en certains points n'avoir atteint que 48°. Or, on sait, d'après les expériences de M. Toussaint et de M. Martin, que la virulence des viandes tuberculeuses peut persister après une température de 75° et même de 80°. En somme, les viandes les plus dangereuses sont celles que l'on considère avec raison comme les plus nutritives : la viande rôtie ou saisie, la viande crue, le jus qu'on prescrit si souvent aux individus affaiblis.

Il n'y aurait qu'un moyen de prévenir sûrement le dan-

(1) VALLIN. *De la résistance des trichines à la chaleur, et de la température centrale des viandes préparées (Rev. d'hyg. et de pol. sanit.,* 1881, p. 177).

ger : faire cuire les viandes de telle sorte que les éléments infectieux soient détruits ; autrement dit, limiter l'alimentation à la soupe et au bœuf des restaurants populaires ; il y aurait peut-être une nécessité plus radicale encore, ce serait d'adopter les idées de certains réformateurs anglais, mi-apôtres, mi-hygiénistes, et de prescrire le végétarisme par ordre de police. Personne évidemment ne songera à une prophylaxie de cette nature, car elle rentrerait exclusivement dans le domaine de la fantaisie. Les habitudes culinaires sont comme les mœurs, il faut des siècles pour les établir, des siècles pour les modifier. Une grande partie des viandes servies sur nos tables ont été cuites à moins de 60° ; elles peuvent être dangereuses. Voilà les deux faits contre lesquels nous ne pouvons presque rien, directement. Le seul moyen qui nous reste, c'est de diminuer le nombre des animaux dangereux livrés à la consommation. Nous n'y arriverons que par une surveillance attentive capable de signaler le danger partout où il se trouve, et par une stricte application des mesures qu'elle pourra nous suggérer. Il serait bon, sous ce rapport, d'adopter une règle de conduite toujours la même, de ne point se laisser guider par des dissentiments doctrinaires. Ce n'a pas été malheureusement le cas jusqu'ici. Ainsi à Dijon, en 1882, on interdisait la vente de toutes les viandes provenant d'animaux tuberculeux, tandis qu'à Paris on se contentait de supprimer les poumons, les plèvres et quelquefois les côtes envahies par la tuberculose quand le reste de l'animal avait bon aspect ; on ne faisait une saisie totale qu'en cas de maigreur et d'épuisement.

A la dernière séance du Congrès vétérinaire international de Bruxelles (1883), M. Lydtin (1) lut un mémoire riche de faits, sur la phtisie pommelière, mais le temps manqua pour discuter cette importante question. M. Bouley, convaincu que « la phtisie humaine pourrait bien avoir une de ses sources principales dans l'étal du boucher », fit la proposition suivante : « La tuberculose ayant été reconnue expérimentalement transmissible par les voies digestives, le Congrès déclare qu'il y a lieu d'éliminer de la consommation les viandes provenant d'animaux tuberculeux, quel que soit le degré de la tuberculose et quelles que soient aussi les qualités apparentes de la viande (2). » Quinze voix seulement se rallièrent à cette proposition, quatorze lui furent opposées et il y eut neuf abstentions.

Voici la conclusion que le Congrès adopta : « Pour que la viande et les viscères d'une bête pommelière puissent être livrés à la consommation, il faut que, au moment de l'abatage, la maladie soit reconnue être à son début; que les lésions ne soient étendues qu'à une petite partie du corps ; que les glandes lymphatiques se montrent encore exemptes de toute lésion de la pommelière ; que les foyers tuberculeux n'aient pas encore subi de ramollissement; que la viande présente les caractères d'une viande de première qualité et que l'état général de la nutrition d'un animal n'ait rien laissé à désirer au moment où il a été sacrifié. »

On conviendra que ces conditions sont difficiles à remplir, et que la besogne des inspecteurs de la boucherie

______

(1) LYDTIN (BOULEY, op. cit., p. 318, et *Rec. de méd. vét.*, 6' série, t. XIII, p. 1, 87, 145 et 206).
(2) BOULEY (H.). Op. cit., p. 374.

doit être assez embarrassante. Tout au plus pourrait-on considérer, avec M. Villain (1) la conclusion du Congrès, comme une disposition temporaire, en attendant que la saisie totale soit prononcée, quelles que soient la qualité de l'animal et la place des lésions tuberculeuses observées.

L'année suivante, au Congrès d'hygiène de La Haye (séance du 25 août), la même question fut discutée, et M. Vallin, d'après le résultat de recherches personnelles, formula cette autre proposition : « Provisoirement, du moins, on peut se borner à prohiber et à saisir la viande provenant d'animaux atteints de tuberculose confirmée, généralisée, avec amaigrissement commençant (2) ».

Enfin, au dernier Congrès vétérinaire de Paris (séance du 1er novembre de cette année), on reprit la question de la contagion de la tuberculose (3). Tout le monde fut d'accord sur un point : qu'il faut assimiler la tuberculose aux maladies contagieuses de l'espèce bovine visées par la loi du 21 juillet 1881. Malheureusement, on n'osa pas tirer de ce vote toutes les conclusions sanitaires qu'il comportait. L'assemblée adopta une demi-mesure et émit le vœu suivant :

« Il doit être interdit de livrer à la consommation les viandes, même de belle apparence, provenant d'animaux

(1) Villain. *Manuel de l'inspecteur des viandes de boucherie.* 1885, p. 163; article rédigé par M. Bascou.

(2) Vallin (E.). *Le danger de l'alimentation avec la viande et le lait des animaux tuberculeux.* Rapport lu au Congrès d'hygiène de la Haye. (*Rev. d'hyg. et de pol. sanit.* 1884, p. 748.)

(3) C'est M. Nocard qui avait été chargé de faire le rapport préliminaire. *Rapport sur la tuberculose considérée au point de vue de la police sanitaire.*

atteints de tuberculose, toutes les fois que les lésions tuberculeuses d'un viscère important ou d'une séreuse ont de la tendance à se généraliser, c'est-à-dire ont franchi les ganglions lymphatiques afférents à ces organes.

« Dans le cas où les animaux pourront être livrés à la consommation, les organes tuberculeux et les ganglions lymphatiques voisins seront détruits (1) ». Immédiatement avant le vote, M. Arloing crut devoir admettre des degrés dans la virulence des viandes, et diviser la tuberculose en trois périodes : 1° un seul organe est atteint; 2° les ganglions et le système lymphatique de cet organe le sont ensuite; 3° les produits tuberculeux tendent enfin à sortir de cet organe et à se généraliser au moyen du système circulatoire et lymphatique (2).

Quoi qu'il en soit, on peut dire que la résolution finale du Congrès sera d'une application difficile, et que beaucoup d'animaux, pourront, par cela même passer dans la consommation. En outre, on se trouvera toujours en présence d'une autre difficulté : l'opposition entre l'intérêt hygiénique et l'intérêt commercial. Le problème, il me semble, mérite d'être posé. Une mesure sanitaire dont l'utilité est démontrée par l'expérience doit-elle être mise

---

(1) *Semaine médicale*. 1885, p. 368.

(2) En même temps M. Arloing a apporté de nouvelles preuves de la contagiosité possible du suc musculaire. Il a cité « des expériences encore inédites qu'il a faites l'année dernière avec M. Chauveau, et desquelles il résulte que, sur vingt cobayes inoculés avec du suc musculaire provenant d'un animal manifestement tuberculeux, il y a eu deux résultats positifs. L'inoculation du produit des ganglions et des nodules hépatiques tuberculeux a toujours, et dans tous les cas, communiqué la tuberculose aux cobayes. Dans un cas, une température de 70° n'a pas éteint la virulence du liquide tuberculeux » (*Semaine médicale*, 1885, p. 368).

en vigueur lorsqu'elle peut léser momentanément certains intérêts commerciaux? La réponse ne me paraît pas douteuse. J'ai même dit momentanément à dessein. Quand les éleveurs seront très convaincus qu'il leur sera impossible de se débarrasser des animaux tuberculeux, ils seront beaucoup plus disposés à prendre les précautions qu'indique l'hygiène vétérinaire. On craindra la tuberculose comme étant capable de constituer un dommage sérieux ; on fera tout pour la prévenir, et il y a de fortes raisons de supposer que, dans ces conditions, le nombre des cas diminuera rapidement. Pour ce qui est des dépenses pécuniaires relatives à l'application de la loi, MM. Lydtin et Bouley (1) ont démontré qu'elles seraient bien moins fortes qu'on ne serait tenté de le croire au premier abord. Avec des précautions économiques très simples — une assurance obligatoire aux éleveurs et aux bouchers— ceux-ci pourraient prévenir des pertes graves.

Ainsi, la mesure radicale et rationnelle, c'est la saisie et la destruction de la viande tuberculeuse (2). Rien de plus facile que son application aux abattoirs. Pour le reste, prohibition absolue d'introductions clandestines, amendes sévères à tous les contrevenants; refus au carré des Halles de tout quartier de viande non accompagné du poumon correspondant. Cette disposition, du reste, a déjà été mise en vigueur à Bordeaux sur la proposition de M. Baillet.

---

(1) BOULEY (H.). Op. cit., p. 367. — Voir aussi : VITTU. *La phtisie pulmonaire et l'agriculture*, communication faite à la Société des agriculteurs du Nord à sa réunion du 3 décembre 1884 (*Bull. trim. de la Soc.* 1884, p. 589).

(2) Voir aussi JOHNE, loc. cit., p. 85.

Les mesures que nous préconisons s'appliquent, cela va sans dire, aux autres mammifères domestiques dont la chair est livrée à la consommation.

Dans l'état actuel des choses, on ne peut rien faire pour les volailles, sauf appeler l'attention du public sur la possibilité de la tuberculose et le danger de sa transmission.

Avant que des recherches histo-chimiques précises eussent démontré l'existence et la nature exacte de l'agent infectieux de la tuberculose, des praticiens ingénieux avaient été conduits, d'induction en induction, à accorder une importance de premier ordre au milieu. Dans un livre publié en 1855, qu'on lit avec intérêt encore aujourd'hui, le Dr Henri Mc Cormac (1) développant une idée déjà émise avant lui, à savoir que le tubercule est un déchet organique, un produit *carboné non détruit*, accordait, relativement à sa production, une influence considérable à l'impureté de l'atmosphère, à la pauvreté en oxygène de l'air inspiré. Il y avait du vrai dans cette idée : la présence d'une quantité trop considérable d'acide carbonique dans l'air est une cause débilitante qui affaiblit l'organisme et prépare le terrain. Mais dans les milieux où les individus sont nombreux, presque entassés, l'atmosphère peut contenir un élément bien autrement dangereux que l'acide carbonique, c'est le germe infectieux, le bacille; aussi ne faut-il pas oublier qu'un certain nombre de conditions individuelles (affections aiguës ou chroniques, primitives ou secondaires de la muqueuse bronchique, etc.), préparent la réceptivité et favorisent la culture de ce

---

(1) M[c] CORMAC (Henri). *On the Nature, Treatment, and Prevention of the pulmary Consumption, and incidentally of Scrofula with a Demonstration of the cause of the disease*. *London*, 1885.

germe dans l'appareil respiratoire, son terrain favori.
Le premier précepte de la prophylaxie est donc d'éloigner rigoureusement des milieux dans lesquels vivent des
phtisiques avérés les gens atteints d'affections non spécifiques de l'arbre aérien, et l'on réalisera certainement un
grand progrès le jour où l'on cessera de réunir dans le
même endroit tous les individus qui toussent, quelle que
soit la cause de leur toux.

Le meilleur disséminateur du bacille de Koch, ainsi que
nous l'avons vu, c'est le crachat desséché, réduit en poussière et saturant à un degré plus ou moins élevé l'atmosphère ambiante; il est donc absolument nécessaire que
les crachats des phtisiques soient rendus inoffensifs, c'est-
à-dire désinfectés. Pour cela il n'y a qu'un moyen : lorsqu'il est possible par raisonnement ou par disposition
réglementaire d'obtenir une certaine discipline, il faut
empêcher l'expectoration sur les planchers, les draps, les
pièces de literie, les mouchoirs surtout, et la limiter au
vase spécial, au crachoir, parce que sa désinfection est
plus facile. On emplit les crachoirs, suivant l'habitude, de
sable ou de sciure de bois et on les désinfecte ensuite avec
diverses solutions antiseptiques, dans lesquelles il est bon
de faire entrer une certaine quantité de glycérine pour
empêcher une évaporation trop rapide.

On a préconisé divers antiseptiques : l'acide phénique, le
permanganate de potasse, la liqueur de Van Swieten, etc.
Voici ceux qu'a proposés M. Vallin (1) dans son intéressant rapport à la Société médicale des hôpitaux :

---

(1) VALLIN (E.). *La contagion de la tuberculose et sa prophylaxie*
(*Bull. mens. de la Soc. méd. des hôpit.* 1885, p. 280).

1º Chlorure de zinc ou de chaux . . .   50 grammes.
   Eau . . . .   1 litre.
2º Acide phénique cristallisé. . . . .   5 grammes.
   Eau   900   —
   Glycérine   100   —
3º Acide thymique cristallisé . . . . .   2 grammes.
   Alcool   50   —
   Eau   900   —
   Glycérine   50   —
4º Sulfate de cuivre cristallisé . . . .   50 grammes.
   Acide azotique.   50   —
   Eau   850   —
   Glycérine   50   —

Les meilleures solutions sont celles dont l'odeur peut être supportée par les malades et qui ne provoquent ni toux ni nausées.

Malgré cette désinfection, il conviendra de vider les crachoirs une ou deux fois par jour, de telle manière qu'ils ne puissent, dans aucune condition, devenir nuisibles soit en infectant l'atmosphère par la dessiccation, soit en contaminant les animaux domestiques voraces (oiseaux de basse-cour, porcs, etc.). Il ne faut donc jamais les vider dans les cours ou sur les fumiers : il faut les jeter dans le feu ou les fosses d'aisance.

Pour les linges souillés ou soupçonnés de l'être par des excrétions tuberculeuses, il est indispensable de les plonger dans l'eau bouillante ou des liquides désinfectants, et de les faire blanchir ensuite le plus tôt possible.

Les excréments, surtout ceux des enfants, sont également des véhicules de l'agent infectieux; il y a donc intérêt à éviter leur dessiccation à l'air libre.

Il serait à désirer que, le principe de la contagion de la tuberculose étant admis, on procédât après décès comme pour toutes les maladies contagieuses, qu'on fît une désinfection soigneuse. Si l'on hésite à la rendre obligatoire, il sera toujours possible de la recommander et d'essayer de convaincre le public de sa nécessité.

Du reste, si la part de l'hygiène publique dans la prophylaxie de la tuberculose est importante, celle de l'hygiène individuelle ne l'est guère moins. La contamination a lieu aussi souvent peut-être dans la famille que partout ailleurs. La communauté d'origine, d'alimentation, d'atmosphère est un excellent facteur de propagation. Les règles générales sont les mêmes : il faudrait protéger par l'éloignement ou l'isolement les individus en état d'imminence morbide, surtout ceux qui présentent des affections des voies respiratoires, ne négliger aucun des moyens dont nous venons de parler à l'égard des linges, crachoirs, etc., et assurer une aération suffisante aux pièces habitées. Mais il faudrait surtout établir une sorte d'éducation individuelle, amener les gens à comprendre l'importance des notions scientifiques nouvelles et à prendre les précautions très simples qui permettent de suivre et de surveiller les malades sans danger pour personne, sans que la conscience de la transmissibilité d'une maladie infectieuse aboutisse à un affolement injustifié, toujours préjudiciable au malade. Au contraire, l'observation des règles que nous avons tracées, pour la sauvegarde de l'entourage, est pour le patient lui-même un des éléments du traitement souvent le plus efficace.

Suivons maintenant l'individu du milieu naturel où il s'alimente et passe la nuit, dans d'autres milieux où les

nécessités sociales l'obligent de faire un séjour souvent
presque aussi long qu'en famille. Commençons par l'école.
On peut dire, en règle générale, que toute l'hygiène scolaire bien entendue comprend en fait la prophylaxie de la
tuberculose ; que toutes les mesures propres à fortifier
l'organisme de l'enfant et à favoriser son développement,
à lui fournir un air respirable ayant les qualités physiques indispensables, diminuent du même coup ses chances de phtisie, parce qu'elles diminuent sa réceptivité
pour l'élément spécifique. Des bâtiments bien construits,
une ventilation satisfaisante, une bonne distribution des
sorties générales, telles sont les conditions qui permettent sinon d'atteindre complètement le but, du moins de
s'en rapprocher. Depuis quelques années, on a fait, à Paris surtout, beaucoup pour l'enseignement populaire ; une
personne qui eût visité les locaux du commencement du
siècle ne s'y reconnaîtrait plus aujourd'hui. Le principe
suivi est excellent ; qu'on crée des écoles, rien de mieux,
mais qu'on n'approprie pas de vieux bâtiments à une des-
tination nouvelle. Il y a quelques années, la municipalité
d'une grande ville étrangère, Stockholm, fit examiner
par un hygiéniste, le professeur Heyman, toutes les écoles
au point de vue du renouvellement de l'air et du fonc-
tionnement des appareils ventilateurs. Cette enquête dé-
montra que les conditions d'aération étaient absolument
mauvaises dans les bâtiments qui avaient été construits
une quarantaine d'années auparavant et dont la destina-
tion n'était point au début celle qu'ils avaient eue dans la
suite (1).

(1) HEYMAN (Elias). *Étude sur la composition de l'air dans les écoles*
(*Ann. d'hyg. publ. et de méd. lég.*, 1881, 3ᵉ sér., t. VI, p. 30 et 323).

Le résultat de cette enquête n'est certes point encoura-
geant en ce qui concerne la valeur des appareils ventilateurs actuels. Aucun d'eux n'est capable d'assurer un renouvellement suffisant de l'air, pour qu'il conserve les qualités
de l'atmosphère ambiante. Il s'agit ici de la respirabilité ;
mais la ventilation diminue le danger d'infection, elle
produit une véritable raréfaction des germes morbides.

Les sorties permettent aux enfants de donner satisfaction à leur besoin de mouvement, elles permettent aussi
d'aérer les locaux. Il faudrait à chaque école des cours
spacieuses, permettant les grands exercices à l'air libre,
des préaux peut-être plus grands que beaucoup de ceux
qui existent à notre époque. Sous ce rapport, il y a des
variantes suivant la région et le climat. Il n'est malheureusement guère possible d'ajouter à ces mesures d'hygiène générale des mesures spéciales d'isolement. Qu'on
nettoie les salles de classe et même les préaux ; qu'au
balayage journalier, insuffisant pour l'éloignement des
poussières dangereuses, on ajoute un lavage hebdomadaire avec une solution désinfectante, c'est à peu près
tout ce qu'on peut faire au moins pour le local.

Est-il possible d'établir des quarantaines pour la tuberculose, d'interdire l'école aux enfants arrivés à la période
de la phtisie confirmée ? Le demander serait une tâche
singulièrement délicate pour le médecin inspecteur. On
pourrait tout au plus admettre l'interdiction pour des
enfants ayant des lésions avancées, des cavernes ; mais
ceux-là ne fréquentent guère l'école ; pour les autres on
ne peut agir que par persuasion. Lorsqu'un médecin
inspecteur soupçonne la tuberculose chez un enfant, il
peut, après un examen attentif, intervenir directement

ou faire intervenir le directeur auprès de la famille, provoquer au besoin l'intervention de son médecin et obtenir de la sorte qu'on cesse momentanément d'envoyer l'enfant à l'école. Le jour où l'Administration aura des asiles destinés au traitement hygiénique des tuberculeux, le problème sera résolu pour l'isolement des enfants appartenant aux classes populaires. Les parents qui hésitent parfois à les envoyer pour une maladie aiguë dans un hôpital, acceptent et bien souvent réclament leur admission dans les asiles tels que l'hospice de Berk-sur-Mer, où l'on traite surtout certaines affections chroniques.

Ce que nous venons de dire s'applique particulièrement aux écoles publiques, ne recevant que des externes ; il faudrait que l'inspection des établissements privés fût autant et même plus rigoureuse. Devant l'hygiène, il n'y a ni écoles communales, ni écoles libres, mais des milieux recevant des sujets sains et des sujets qui ne le sont pas ; il faut considérer l'enseignement sans parti pris ni sensibilité. Au point de vue moral et social, c'est une noble et belle tâche ; au point de vue sanitaire, c'est une industrie susceptible de créer des dangers. J'ajoute qu'à Paris l'inspection des internats laisse à désirer, que les salles d'étude, les réfectoires, les dortoirs surtout, sont neuf fois sur dix mal installés et insalubres ; enfin, qu'il serait indispensable de faire des enquêtes approfondies et des inspections rigoureuses.

Je ne m'arrêterai point sur les mesures à prendre dans les casernes. Des médecins très autorisés ont indiqué ces mesures à diverses reprises. Je ne puis cependant m'empêcher de citer les lignes suivantes qu'écrivait en 1881 le professeur **J.** Arnould, dans ses *Nouveaux éléments d'hygiène*. « Les casernes actuelles, on ne saurait trop le répéter, ne sont pas à assainir, mais à abandonner. Il n'y a pas de procédé de ventilation ni de désinfectant qui puisse lutter contre le méphitisme de ces bâtisses énormes, larges, profondes, à escaliers et couloirs sombres, à étages superposés, à longues enfilades de chambres, renfermant 1,500 ou 2,000 hommes sous le même toit. Il n'y a pas de désinfectant qui puisse combattre la malpropreté et les exhalaisons des latrines à la turque (puisque les lavages à grande eau n'y parviennent pas). Il faut rompre tout net avec les errements du passé, porter les casernes à la périphérie des villes ou hors des villes, substituer à la maison de 2,000 habitants quarante petites maisons, accouplées en vingt pavillons isolés les uns des autres, attendu que 100 personnes sous un même toit sont déjà un chiffre exorbitant (1). »

Depuis cette époque, l'administration de la guerre a-t-elle fait tout ce qu'elle aurait pu pour la prophylaxie des maladies contagieuses, aiguës ou chroniques. Nous aimons à le croire. Dans tous les cas, s'il reste encore des lacunes, nos confrères de l'armée sont intervenus jusqu'ici avec tant de compétence et de ténacité, qu'ils finiront certainement un jour par obtenir les améliorations qu'ils n'ont cessé de demander.

Il est permis d'espérer aussi — on finira sans doute par consulter plus souvent les hygiénistes — qu'on arrivera à un résultat satisfaisant en ce qui concerne les établissements dont l'hygiène dépend des administrations civiles;

______

(1) **ARNOULD** (Jules). *Nouveaux éléments d'hygiène.* 1881, p. 1199.

12

mais il est difficile, je crois, de conserver le même opti-
misme au sujet des agglomérations industrielles. L'industrie est une admirable chose, c'est la meilleure et la plus
complète expression de l'activité humaine ; mais parfois
elle a trop de tendance à considérer comme des obstacles
tout ce qui ne fait pas partie des moyens propres à lui
faire atteindre le but qu'elle poursuit ; je ne pense pas
que les précautions hygiéniques fassent exception. On a
protégé les jeunes enfants contre le surmenage, on pro-
tège jusqu'à un certain point les ouvriers contre les accidents dynamiques, que fait-on contre les maladies contagieuses ? Rien absolument. On ne veille point au renouvellement de l'air ; dans presque tous les ateliers, il y a
des ouvriers arrivés à des stades avancés de la phtisie ;
souvent, des individus ayant depuis des mois des excavations pulmonaires continuent à travailler, poussés par la
misère. De désinfection, de destruction des crachats,
d'aération méthodique, il n'en est nullement question.
Je veux supposer qu'il n'y a dans ces négligences rien
de coupable, que la perspective d'augmenter les frais
généraux n'arrêtera jamais un industriel lorsqu'il s'agit
du bien-être de son personnel ; mais l'ignorance et l'esprit
de routine sont deux facteurs qui n'ont pas besoin d'aides.
Donc l'atelier est un champ de culture admirable du
bacille tuberculeux. Nous pouvons, nous devons même
diriger notre attention de ce côté. La transmissibilité
de la tuberculose est assez démontrée aujourd'hui pour
légitimer la mise en vigueur de mesures administratives,
dût-on prononcer au début le mot de tracasserie.

Arrivons maintenant à la plus dangereuse peut-être
des agglomérations au point de vue qui nous occupe, à

la salle d'hôpital. Là, plus de doutes sur le diagnostic. On peut diviser le personnel d'une salle en deux classes : les phtisiques, et les gens aptes à le devenir. Ce sont les derniers qu'il s'agit de protéger. Il y a des différences, des degrés de réceptivité. Les plus exposés sont ceux qui présentent des maladies de l'appareil respiratoire, ceux qu'une longue souffrance antérieure a conduits à un affaiblissement marqué de l'organisme, ceux enfin que la nature de leur affection obligera de passer de longs mois à l'hôpital. A aucun de ceux-là ne donnons des phtisiques pour voisins.

Le reste de la prophylaxie est la répétition de ce que nous avons déjà dit. Les crachats sont dangereux, qu'on les détruise vite et complètement. Comme dans l'école, tâchons de chasser les germes en ventilant avec prodigalité ; enfin, nettoyons et désinfectons les planchers et les murs aussi souvent que possible.

Est-ce bien là tout ce qu'on peut faire ? Oui, avec notre système actuel ; mais il y a depuis une vingtaine d'années, dans tous les pays de l'Europe une question diversement résolue selon les pays, celle de l'isolement et de l'hospitalisation des phtisiques. C'est probablement là que gît la solution définitive de tous les problèmes relatifs au traitement en commun et à la prophylaxie de la tuberculose. Les limites de ce rapport ne me permettent pas d'aborder ici cette importante question.

Si, à Paris, nous pouvions obtenir dans chaque hôpital une ou deux salles emménagées de telle sorte qu'on pût y traiter les phtisiques plus facilement et mieux qu'ailleurs, où l'on pût faire une ventilation suffisante, sans nuire à personne, ce serait déjà un incontestable progrès.

Le jour où l'intérieur de la maison sera salubre à tous les points de vue, où cette maison, quels que soient le nombre et l'état de ceux qui y séjournent, ne présentera aucune des causes d'infection que nous avons indiquées, ce jour-là il y aura bien peu de mesures à prendre pour que l'hygiène urbaine soit parfaite. Il faudra deux choses seulement : des rues larges et rectilignes où l'air circule aussi facilement que possible. La ville moderne, à rues tirées au cordeau, n'a rien conservé du cachet pittoresque de la vieille cité du moyen âge ; en revanche, elle n'a rien gardé de ses conditions d'insalubrité. Puis, il faut arroser les rues, les laver ; l'excès dans l'espèce n'est jamais nuisible ; germes, poussières, détritus organiques ne disparaissent que par les lavages.

Mais ce qu'il faudrait avant tout et plus que tout, ce serait une extension de la sollicitude du législateur. La loi de police vétérinaire de 1881 entrera en vigueur en 1887 ; espérons que d'ici-là les pouvoirs publics comprendront que, s'il est utile de protéger la vie et la santé des animaux domestiques, de défendre une partie de la richesse agricole contre la négligence ou le mauvais vouloir, il serait peut-être bon de songer un peu à la vie des citoyens, de remplacer des prescriptions vieillies par une loi sanitaire ferme et sans ambiguïté et de prendre les mesures nécessaires pour qu'elle fût partout exécutée.

IV

Le moment n'est-il pas venu de faire bénéficier la population parisienne des récentes conquêtes de la science sur la nature de la tuberculose et en particulier de la phtisie pulmonaire. Ne convient-il pas de lui faire connaître dès maintenant les dangers qu'elle peut courir en s'exposant à ses causes et de lui indiquer les moyens de les conjurer autant qu'il est possible.

Sans doute, comme je le disais au début de ce rapport, il est des questions sur lesquelles on discute encore et on pourra discuter longtemps ; mais il en est d'autres sur lesquelles la lumière est faite, qui doivent passer du domaine de la spéculation dans celui de la pratique et qui peuvent servir de base à des prescriptions utiles d'hygiène privée et d'hygiène publique.

C'est le rôle des Conseils d'hygiène et de salubrité de formuler ces prescriptions aussitôt qu'elles sont possibles. Celui du département de la Seine tiendra certainement à honneur d'être le premier à s'occuper de l'importante question de la prophylaxie de la tuberculose dans une grande cité telle que Paris et à rédiger, sur cette terrible maladie, une instruction semblable à celle qu'il a déjà faite pour plusieurs autres maladies contagieuses, le choléra, la fièvre typhoïde, la rougeole et la diphtérie.

L'Administration préfectorale, toujours à la recherche du progrès, s'empressera, j'en ai la conviction, de donner une sanction aux différentes mesures que le Conseil jugera utile de prendre, et, s'il y a des lacunes dans l'organisation actuelle des divers services d'inspection et de surveillance, elle s'efforcera de les faire promptement disparaître.

Vous me pardonnerez, Monsieur le Préfet, de m'être aussi longuement étendu sur la question de la transmissibilité de la tuberculose, mais il y a là un danger public dont on ne s'est pas suffisamment préoccupé jusqu'à ce jour, et j'ai cru devoir ne rien négliger pour en étudier les causes et les moyens de les atténuer (1).

(1) A la suite de la lecture de ce rapport, le Conseil chargea une Commission composée de MM. Ulysse Trélat, président, Dujardin-Beaumetz, Goubaux, Léon Colin, Jungfleich et Auguste Ollivier, rapporteur, de rechercher ce qu'il conviendrait de tenter contre la phtisie pulmonaire.

La Commission, laissant à chaque médecin le soin de faire les recommandations qu'il jugera nécessaires au sujet du choix des viandes et de leur cuisson, de la cohabitation avec un phtisique, etc., estima qu'il suffirait d'avertir le public, par une note succincte, de l'absolue nécessité de détruire les crachats provenant des phtisiques et de désinfecter les locaux qui auraient pu être contaminés par leurs poussières.

Voici cette instruction :

L'agent le plus actif de la transmission de la tuberculose réside dans les crachats.

Ceux-ci ne doivent donc être projetés ni sur le sol ni sur les linges, où ils se transforment en poussières dangereuses.

En conséquence, il faudra recommander aux malades de cracher dans des vases contenant de la sciure de bois.

Ces vases seront vidés au moins une fois par jour et lavés à l'eau bouillante; leur contenu sera jeté au feu et brûlé.

Dans les grandes agglomérations (écoles, ateliers, casernes, hôpitaux) on devra veiller à l'application de ces mesures.

En cas de location d'une chambre garnie longtemps habitée par un phtisique, et surtout en cas de décès, il sera nécessaire de désinfecter au soufre la chambre et la literie, comme il a été indiqué dans les précédentes instructions.

Les vêtements des phtisiques ne seront utilisés par d'autres personnes qu'après avoir été lessivés ou passés dans une étuve à vapeur.

LA SCARLATINE

DANS LES HOPITAUX D'ENFANTS A PARIS (1)

Permettez-moi, Messieurs, de vous entretenir un instant de deux petites épidémies de scarlatine que j'ai eu l'occasion d'observer récemment dans mon service à l'hôpital des Enfants-Malades. Ce sont là des faits communs sans doute, ils n'en sont pour cela que plus démonstratifs. La scarlatine n'est point, vous le savez, une maladie qu'on a le droit de mépriser ni de considérer comme un accident inévitable et sans gravité. Aussi doit-on prendre toutes les précautions nécessaires pour s'en préserver.

Voici dans quelles circonstances sont survenues ces épidémies.

Le 22 octobre dernier, une petite fille de 6 ans, Rouillard (Virginie), est admise, pour une scarlatine contractée en ville, au n° 17 de la salle Sainte-Elisabeth, réservée aux cas aigus. Cette enfant est en même temps atteinte d'une teigne tondante. La fièvre éruptive suit son cours ordinaire et ne présente aucune complication.

Le 2 décembre, c'est-à-dire quarante et un jours après le début, on fait prendre un bain à la jeune malade, on

(1) Communication faite à l'Académie de médecine dans la séance du 16 mars 1886.

change ses vêtements, puis on la tranfère au n° 17 de la salle Sainte-Rosalie, spécialement consacrée au traitement des teignes.

Sept jours après, le 9, une autre enfant de cette même salle, Roger (Juliette), présente à son tour les symptômes de la scarlatine. On la fait passer aussitôt à Sainte-Elisabeth, où elle séjourne sans accidents jusqu'au 20 janvier. A cette époque elle retourne dans son ancienne salle après avoir été soumise aux mêmes mesures de précautions que la malade précédente.

Une semaine ne s'était pas écoulée que deux autres petites filles, âgées la première de 6 ans, la seconde de 4, étaient atteintes presque en même temps. A quelques jours de là, trois enfants étaient encore prises successivement et à intervalles rapprochés. L'une d'elles eut une angine diphtéritique dont elle guérit heureusement assez vite.

Comme on le voit, la scarlatine fut importée deux fois dans la salle Sainte-Rosalie, par des malades venues de la salle Sainte-Elisabeth, alors qu'on avait pris la précaution de leur donner un bain et de désinfecter leurs vêtements, alors aussi qu'il s'était écoulé plus de quarante jours depuis le début de leur affection.

Ce qui s'était passé à Sainte-Rosalie se reproduisit dans la salle Sainte-Elisabeth. Une petite fille atteinte de scarlatine y fut transférée du service de chirurgie ; elle ne tarda pas à transmettre sa maladie à cinq autres enfants âgés de 4 à 11 ans, et admises pour des affections diverses. Chez deux d'entre elles l'angine fut très intense et s'accompagna d'un énorme gonflement des ganglions du cou. Toutes guérirent de leur scarlatine, mais l'adénopathie persiste encore et est lente à se résoudre.

Je dois ajouter qu'à la même époque des cas intérieurs de scarlatine se sont également développés par contagion dans les salles de mes collègues.

Vous savez, Messieurs, combien sont fréquentes les épidémies analogues à celles dont je viens de vous parler. Ne peut-on rien faire pour les prévenir? Doit-on les attendre avec résignation, se réservant de soigner les malades le jour où nous apercevons l'éruption? Il me semble qu'il y a là une question d'hygiène hospitalière pour la solution de laquelle on n'a rien fait ou presque rien. La scarlatine est contagieuse, nous l'admettons tous : nous l'admettons si bien qu'à force de le dire, nous avons réussi à faire pénétrer l'idée de contagion parmi les gens du monde. Et si, dans notre clientèle, nous avons à soigner un scarlatineux, nous sommes souvent surpris de voir que des mesures rationnelles d'isolement ont été prises spontanément dans les familles.

A priori, il semble que dans les établissements construits pour un but spécial, dirigés administrativement, et, dans lesquels, par conséquent, il est possible d'obtenir un ordre et une discipline que l'initiative privée ne saurait fournir; il semble, dis-je, qu'on pourrait arriver bien près de la perfection. Or, la perfection hospitalière, la voici :

Aux Enfants-Malades, les scarlatineux sont soignés dans les salles communes, c'est-à-dire dans les conditions les plus favorables à la diffusion de leur maladie, puisqu'ils ont des rapports de tous les instants avec d'autres individus que leur âge et leur état de santé rendent plus aptes à contracter la scarlatine.

Aux Enfants-Assistés l'isolement se fait, dit-on, mais il faut avouer qu'il est vraiment conventionnel. Pour tout l'hospice, il y a six ou huit lits d'isolement, de telle sorte que, quand le chiffre des scarlatineux dépasse le coefficient administratif, il faut de toute nécessité les placer dans les autres salles.

A Trousseau, il n'existe pas de pavillon spécial. On a cloisonné les salles existantes ou bien on a eu recours à quelques-unes des petites salles dont se compose un même service. Mais le personnel reste le même, et les communications se font par de larges ouvertures. L'obstacle à la contagion est donc insuffisant.

Je me plais toutefois à reconnaître que l'Administration fait de louables efforts pour rendre inoffensifs les objets qui ont servi à un malade atteint d'une affection contagieuse quelconque. En cas de sortie ou de décès, le linge, les effets, la literie sont passés à l'étuve et la couchette soigneusement désinfectée. S'il s'agissait d'un milieu réfractaire aux influences morbides, ce serait parfait; mais tandis qu'on s'occupe de tout ce qui touche directement le malade, on ne songe ni aux parquets, ni aux murs, ni aux meubles, ni aux rideaux des fenêtres. Il n'est cependant pas démontré que ces objets soient quand même et toujours inoffensifs; qu'ils ne peuvent point recevoir eux-mêmes des germes morbides capables de se conserver et de propager la maladie. L'expérience prouve, au contraire, que souvent ils ont servi de véhicule au contage.

Il ressort donc de tout ceci que, dans les hôpitaux, on n'a pas fait l'indispensable pour prévenir la transmission de la scarlatine, qu'on n'a pris que des mesures palliatives et insuffisantes. Je ne veux point en rechercher les raisons. Peut-être s'est-on dit qu'il s'agit d'une maladie bénigne, donnant un chiffre de mortalité trop peu élevé pour qu'il puisse légitimer des transformations budgétaires ou des réformes imprévues. J'avoue même que la statistique semble parfois donner raison à cette manière de voir. Parfois, mais non toujours. Voici, en effet, les résultats fournis par la statistique de nos trois hôpitaux d'enfants de 1881 à 1885.

Hôpital des Enfants-Malades :

	Traités.	Guéris.	Décédés.
1881	120	101	19
1882	52	42	10
1883	57	51	6
1884	81	63	18
1885	140	123	17

Hospices des Enfants-Assistés :

	Traités.	Guéris.	Décédés.
1881	12	10	2
1882	6	5	1
1883	12	7	5
1884	10	6	4
1885	63	48	15

Hôpital Trousseau :

	Traités.	Guéris.	Décédés.
1881	98	92	6
1882	82	80	2
1883	25	22	3
1884	42	30	12
1885	113	101	12

La statistique générale de la ville n'est guère meilleure ; pendant le même laps de temps elle a fourni les résultats suivants :

	Décès.
1881	451
1882	162
1883	87
1884	86
1885	192

Notons qu'il s'agit pour ainsi dire de cas sporadiques. Ainsi, pendant les cinq années en question, sauf en 1881, rien n'a pu faire songer à une diffusion exagérée.

Il me semble que dans l'espèce il serait bon de tenir compte d'une autre éventualité, de se rappeler que la scarlatine a donné lieu, en France, à des épidémies très meurtrières au siècle dernier, et qu'il y a dix ans à peine on en a vu une très grave en Irlande (1). Ce qui s'est produit peut se produire encore. On ne parle plus de génie épidémique, et on a raison. Il n'en est pas moins vrai que nous ne connaissons rien des conditions qui règlent la dissémination des germes morbides dans un milieu donné, que nous ne pouvons pas prévoir la gravité des cas particuliers, surtout lorsque ces cas sont nombreux. Et puis l'expérience clinique nous apprend assez qu'il ne faut jamais dédaigner la scarlatine. Elle tue brusquement, elle produit des lésions du côté du cœur ou des reins, c'est un des grands · facteurs étiologiques du mal de Bright ; elle donne lieu à la diphtérie secondaire, parfois, enfin, elle laisse des surdités incurables. Ce sont là, il

____

(1) On Epidemic Scarlatina by William Moore *in* Irish hospital Gazette, vol. III, 1875, p. 8. V. Gazette des Hôpitaux, même année, p. 323.

me semble, des accidents qu'on ne saurait regarder comme des quantités négligeables. On pourrait presque dire, étant donné une épidémie, que si tous les malades survivent, quelques-uns conservent des lésions mortelles à plus ou moins longue échéance.

Dans les circonstances actuelles, il y a donc danger de contagion : danger pour les malades de la même salle, danger pour les visiteurs du dehors, surtout pour les enfants ; et personne ne songe à prendre des précautions !

Pour prévenir la diffusion, autant qu'il est possible, une seule mesure est rationnelle : l'isolement, mais l'isolement effectif, avec pavillon ou salles indépendantes des autres services du même hôpital. Cette mesure ne doit pas seulement s'appliquer au local, mais encore au personnel. Il faut des infirmiers spéciaux pour les pavillons destinés aux maladies contagieuses ; il faut que médecins et élèves prennent des précautions analogues à celles qui sont usitées dans les salles d'accouchements et qui ont donné de si beaux résultats ; il faut contrôler les visites de la ville et refuser rigoureusement l'entrée des salles de scarlatinéux aux enfants et aux jeunes gens, plus exposés que les adultes aux atteintes de la contagion.

Grosse affaire, dira-t-on, que cette application à l'hygiène nosocomiale de notions scientifiques dont quelques-unes sont encore discutées. Il n'en est pas moins vrai que toute mesure capable d'éloigner un danger incertain mais possible est une mesure nécessaire. Ici, il s'agit si peu d'un danger incertain que personne ne songe à le mettre en doute. N'est-il pas urgent de recourir, pour l'éloigner, à d'autres remèdes qu'à des constatations stériles ?

TABLE DES MATIÈRES

HAVRE. — IMPRIMERIE DU COMMERCE, 3, RUE DE LA BOURSE

DILATATION DE L'ESTOMAC

ET

FIÈVRE TYPHOÏDE

VALEUR SÉMIOLOGIQUE DES NODOSITÉS DE BOUCHARD

Par le D' Paul LE GENDRE

Avec 1 planche

Prix . . . . 4 Francs

TRAITÉ PRATIQUE

DES

MALADIES DES PAYS CHAUDS

(Maladies infectieuses)

Par le Docteur F. ROUX

Ancien chef de service de santé dans l'Inde

In-8° de 520 pages, 2 planches coloriées

Prix   8 Francs

HAVRE. — IMPRIMERIE DU COMMERCE, 8, RUE DE LA BOURSE.